Anstaltspsychiatrie und »Euthanasie«
in Pommern 1933 bis 1945

Mabuse-Verlag
Wissenschaft 15

Heike Bernhardt, Jg. 1957, niedergelassene Kinderpsychiaterin und Psychotherapeutin in Berlin.
Die vorliegende Monographie ist die überarbeitete Fassung der Dissertation „Die Anstaltspsychiatrie in Pommern 1933 bis 1946. Ein Beitrag zur Aufhellung nationalsozialistischer Tötungsaktionen unter besonderer Berücksichtigung der Landesheilanstalt Ueckermünde" (Karl-Sudhoff-Institut Leipzig; Prof. Achim Thom).
Für Anregungen und Kritik ist die Autorin dankbar: heikebernhardt@gmx.de.

Heike Bernhardt

Anstaltspsychiatrie und »Euthanasie« in Pommern 1933 bis 1945

Die Krankenmorde an Kindern und Erwachsenen am Beispiel der Landesheilanstalt Ueckermünde

Vorwort: Prof. Dr. Klaus Dörner

Mabuse-Verlag
Frankfurt am Main

Bibliografische Information der Deutschen Nationalbibliothek
Die Deutsche Nationalbibliothek verzeichnet diese Publikation in der Deutschen Nationalbibliografie; detaillierte bibliografische Angaben sind im Internet unter http://dnb.d-nb.de abrufbar.

Informationen zu unserem gesamten Programm, unseren AutorInnen und zum Verlag finden Sie unter: www.mabuse-verlag.de.

Wenn Sie unseren Newsletter zu aktuellen Neuerscheinungen und anderen Neuigkeiten abonnieren möchten, schicken Sie einfach eine E-Mail mit dem Vermerk „Newsletter" an: online@mabuse-verlag.de.

3. Auflage 2013

Kasseler Str. 1 a
60486 Frankfurt am Main
Tel.: 069-70 79 96-13
Fax: 069-70 41 52
verlag@mabuse-verlag.de
www.mabuse-verlag.de
www.facebook.com/mabuseverlag

Druck: Faber, Mandelbachtal
Satz: Dienst & Klapproth, Frankfurt am Main
ISBN: 978-3-925499-91-3
Printed in Germany

Inhalt

Vorwort

In einer Art historischer Selbsthilfebewegung haben Mitarbeiter der Psychiatrischen Krankenhäuser ab 1980 sich an die Aufgabe gemacht, die Geschichte ihres Krankenhauses während der NS-Zeit aus ihrer bis dahin wirksamen Verdrängung zu befreien, sie zu beschreiben und daraus für Gegenwart und Zukunft zu lernen. Mehr oder weniger umfangreiche Dokumentationen und Analysen dieser Art dürften inzwischen für die meisten psychiatrischen Krankenhäuser des damaligen Deutschen Reiches vorliegen. Wohlgemerkt – dies war und ist eine Selbsthilfebewegung, an die sich die eigentlich dafür zuständigen Institutionen erst später angehängt haben.

Die Arbeit von Heike Bernhardt über die Anstaltspsychiatrie in Pommern und insbesondere über die Landesheilanstalt Ueckermünde hat in diesem Zusammenhang in mehrfacher Hinsicht eine besondere Bedeutung. Nicht nur daß sie besonders sorgfältig und umfassend ist und dabei sowohl all die zahlreichen Untergruppen der Bevölkerung berücksichtigt, die die Nazis in ihre Euthanasie-Mordaktionen einbezogen haben, als auch alle unterschiedlichen Methoden des Massenmords vom noch handwerklichen „Erschießen“ über das „industrielle“ Vergasen bis zu dem schon wieder der potentiellen Inhumanität der Anstalt mehr entsprechenden Verhungernlassen.

Vielmehr verdanken wir Heike Bernhardt und ihrer Arbeit vor allem erstmals konkretere Hinweise auf die immer noch schwer zu beantwortende Frage, warum die Euthanasie-Mordaktionen ein so zentrales Programm für die Nazis gewesen sind. Pommern im allgemeinen und Ueckermünde im besonderen sind nämlich diejenige Region, in der das massenhafte Töten von psychisch Kranken und geistig Behinderten, das gegenüber polnischen Bürgern noch während des Polenfeldzuges 1939 begonnen hatte, sich nunmehr auch gegen deutsche Bürger richtete: Polnisches und deutsches Territorium wurde dadurch zu einem einheitlichen Schlachtfeld zur Vernichtung der „Minderwertigen“, „Ballastexistenzen“, „geistig Toten“, also der „inneren Feinde“. Und diese systematische Expanison des Vernichtungswillens erfolgte nicht etwa geplant und zentral gesteuert, sondern vielmehr in persönlicher und wilder Eigenmächtigkeit, offenbar in fast privat zu nennender Absprache zwischen dem Gauleiter von Pommern, Schwede-Coburg, und Himmler, allenfalls als Inititative der SS zu benennen, an den sonstigen staatlichen Institutionen vorbei. Während noch in Berlin die zentrale Euthanasie-Mordorganisation T4 im Aufbau begriffen war, wurden die psychisch Kranken und geistig Behinderten der Pommerschen Anstalten mit einer Brutalität und in einem Umfang gemordet, daß dies bei den Verantwortlichen in Berlin auf schärfste Kritik stieß. Erst später und mit Mühe gelang es den

Mord-Bürokraten der T 4-Organisation, die Euthanasie-Mordaktionen, wie im übrigen Deutschen Reich auch in Pommern wieder einem planvollen Vorgehen zu unterwerfen, das an der makabren, aber der Psychiatriegeschichte nicht ganz unbekannten Norm orientiert war: Alle therapeutischen Chancen für die Heilbaren, möglichst wenig oder eben die „Erlösung“ für die Unheilbaren. Wenn der später für die Selbstverteidigung der Täter mißbrauchte Begriff der „wilden Euthanasie“ irgendwann und irgenwo einen Sinn gehabt hat, dann in Pommern im Jahr 1939.

Die eingangs erwähnte historische Selbsthilfebewegung der psychiatrisch Tätigen in Deutschland läßt man vermutlich am besten beginnen mit der Denkschrift der „Deutschen Gesellschaft für Soziale Psychiatrie“ (DGSP) zum 40. Jahrestag des Kriegsbeginns, also zum 1.9.1979. Der vielleicht wichtigste Satz dieser Denkschrift lautete: „Am 1.9.1939 begann der Vernichtungskrieg nicht nur nach außen, sondern auch nach innen“. Für mich sind die Fakten, Beobachtungen und Gedanken von Heike Bernhardt der bisher bedeutendste Ansatz dafür, daß der zitierte Satz sich auch als historische Wahrheit beweisen läßt. Deshalb ist es so wichtig, daß wir an den Gedanken der vorliegenden Arbeit weiterarbeiten.

Klaus Dörner, im Juli 1994

1. Einleitung

Diese Arbeit liefert einen regionalen Beitrag zur Erforschung der Psychiatrieverbrechen im Nationalsozialismus. Im Vordergrund stehen die unmittelbaren Ereignisse in der Ueckermünder Heilanstalt 1939 bis 1945. Die Entwicklung des Euthanasiegedankens vor 1933 und die historischen Grundlagen sind weniger berücksichtigt worden, da darüber bereits Arbeiten existieren. Die Einbeziehung der Entwicklung der Heilanstalt vor 1933 und nach 1945 soll die Kontinuitäten und auch neue Qualitäten im psychiatrischen Handeln verdeutlichen.

Da es in Pommern unter der Verantwortung des Gauleiters Franz Schwede-Coburg zu eigenmächtigen und von der Berliner „Euthanasiezentrale“ unabhängigen Entwicklungen bei den Krankenmorden aber auch in der Anstaltspsychiatrie insgesamt kam, soll die Landesheilanstalt Ueckermünde in Abhängigkeit von dieser regionalen Entwicklung betrachtet werden. Diese spezifische Entwicklung zeigt sich insbesondere im frühen Beginn der Krankenmordaktion und in der besonderen Radikalität ihrer Durchführung bis zum Kriegsende. Dies betraf sowohl die Erwachsenen wie auch die Kinder, als kranke oder behinderte Menschen.

An Hand des Beispiels Pommerns soll deutlich gemacht werden, wie der Mord an Tausenden Menschen von der Idee zur Planung und Ausführung gelangen kann.

An eine einleitende Übersicht über die Anstaltspsychiatrie in Pommern und speziell über die Landesheilanstalt Ueckermünde schließt sich die Beschreibung der Krankenmordaktionen an. Von der allgemeinen Beschreibung geht die Darstellung zur regionalen Besonderheit Pommerns und schließlich zu den Vorgängen in der Landesheilanstalt Ueckermünde. Dabei folgt der beschriebenen allgemeinen Betroffenheit der Heil- und Pflegeanstaltspatienten die Darstellung des Schicksals ausgewählter Patientengruppen, wie Juden, Roma und Sinti, Ausländer, politisch Verfolgte und gerichtlich Eingewiesene. Auf die erste Phase der Krankenmorde bis August 1941, die durch den Abtransport von zu tötenden Patienten aus der Ueckermünder Anstalt charakterisiert war, folgte eine zweite durch das Sterben von Patienten in der Ueckermünder Einrichtung gekennzeichnete Phase. Dabei wurden seit 1943 Patienten aus geräumten Anstalten im Rheinland aufgenommen und in Ueckermünde zusätzliche Baracken zur Unterbringung von Patienten geplant. Das zunehmende Sterben der Patienten in der Ueckermünder Heilanstalt in den Jahren 1941 bis 1945 wird dabei anhand ausgewählter Patientengruppen beschrieben und mit anderen Anstalten verglichen.

Ein weiteres Kapitel widmet sich dem Schicksal von Kindern und Jugendlichen in der Ueckermünder Einrichtung. Von ihnen starben besonders seit 1941 mehr als die Hälfte aller aufgenommenen Patienten. Es wurde in der Ueckermünder Heilanstalt eine ,,Kinderfachabteilung" eingerichtet, in der Kinder von Ärzten getötet wurden.

Nach Kriegsende dauerte die schlechte Versorgung und Verpflegung der Patienten in Ueckermünde an, diesen schlechtesten Bedingungen fielen erneut viele Anstaltsbewohner zum Opfer. Auch lassen sich für diese Zeit unveränderte Denkschemata und Blickwinkel führender Ärzte auf ihre Patienten nachweisen. Die Belastung der ärztlichen Elite durch ihre Rolle in der NS-Zeit behinderte auch in Ostdeutschland eine Bearbeitung der Geschehnisse im Umfeld des Krankenmords, wie ein abschließender Ausblick auf die Nachkriegsgeschichte der Ueckermünder Heilanstalt zeigt.

Die vorliegende Arbeit beschäftigt sich mit dem furchtbarsten Kapitel deutscher Psychiatrie. Die vielen Zahlen und Statistiken sollen nicht vergessen lassen, daß sich dahinter Menschen mit ihren Schicksalen verbergen. Das Elend, die Lebensangst, die Verzweiflung und das Alleinsein der Patienten in der Ueckermünder Anstalt in diesen Jahren sind nicht in Worten oder Zahlen zu fassen.

Dieses Buch stellt eine überarbeitete Fassung meiner in Leipzig bei Herrn Prof. Achim Thom angefertigten Dissertation ,,Die Anstaltspsychiatrie in Pommern 1939 bis 1946, Ein Beitrag zur Aufhellung nationalsozialistischer Tötungsaktionen unter besonderer Berücksichtigung der Landesheilanstalt Ueckermünde" dar.

Ich danke allen, die mir halfen.

2. Einleitende Übersicht über die Anstaltspsychiatrie in Pommern und speziell über die Landesheilanstalt Ueckermünde

2.1 Übersicht über die Situation der psychiatrischen Versorgung in Pommern vor 1939

Die erste psychiatrische Einrichtung Pommerns wurde 1834 in Greifswald eröffnet. Es folgten kleinere Einrichtungen in Stralsund und Rügenwalde/Darlowo, so daß in Pommern 1858 über insgesamt 255 psychiatrische Betten verfügte. Diese kleineren Einrichtungen waren bis zur Jahrhundertwende wieder eingegangen und abgelöst. Die beginnende Industrialisierung in Deutschland führte zu einer immer größeren Ausgrenzung von Menschen, die den härter werdenden sozialen Normen der Gesellschaft nicht mehr genügen konnten. Von 1880 bis 1913 stieg die Zahl der in Anstalten verwahrten Menschen in Deutschland um das Fünffache auf 239.583 Anstaltspatienten.[1] Diese Entwicklung ist auch in Pommern nachweisbar, fielen doch in diese Zeit die Gründungen der großen pommerschen Anstalten, die bis zum zweiten Weltkrieg die psychiatrische Versorgung in Pommern gewährleisteten. 1863 wurde die konfessionelle „Anstalt für Schwachsinnige und Epileptiker" in Kückenmühle bei Stettin eröffnet. 1875 folgte die „Provinzialirrenanstalt" in Ueckermünde. 1887 wurde die „Provinzial-Heil-Anstalt" in Lauenburg und im Jahr 1900 die 3. Pommersche psychiatrische Anstalt in Treptow an der Rega eröffnet. 1905 baute man die Universitätsnervenklinik in Greifswald, die nur über einige wenige psychiatrische Betten verfügte. 1912 wurde die vierte „Pommersche Provinzial-Heil-Anstalt" in Stralsund übergeben.[2]

In der folgenden Zusammenstellung sind die Pommerschen Anstalten mit ihren etatsmäßigen Krankenzahlen in den Jahren 1928 und 1937 verglichen[3]. Die Zahlen für Kückenmühle wurden für das Jahr 1940 mit 1500 Betten benannt.[4]

Anstalt	**Lauenburg**	**Ueckermünde**	**Treptow**	**Greifswald**	**Stralsund**
Krankenzahl im Jahr					
1928	920	860	850	20	1000
1937	1000	850	1000	20	1150

Diese Tabelle verdeutlicht die Bedeutung der Heilanstalt Ueckermünde, am Beispiel derer im folgenden näher auf die Entwicklungen der Psychiatrie in Pommern in den die Arbeit betreffenden Jahren eingegangen werden soll. In der Ueckermünder Anstalt wurden bis 1939 bei Berücksichtigung der Kückenmühler Anstalten in etwa ein Fünftel der gesamten Anstaltspatienten versorgt.

2.2. Überblick über die Geschichte der Ueckermünder Anstalt von 1875 bis 1932

Die Ueckermünder Anstalt wurde am 1.10.1875 als Provinzialirrenanstalt mit 300 Betten eingeweiht. Der Gründungsbeschluß wurde 1865 vom Kommunallandtag der Provinz Pommern gefaßt. Träger war der Provinzialverband. Damit war die Landesheilanstalt Ueckermünde 1933 die älteste der vier großen Anstalten des Provinzialverbandes.

Auch in der Ueckermünder Anstalt herrschte seit 1880 eine chronische Überbelegung. Im Laufe der Zeit wurden deshalb zahlreiche Erweiterungsbauten in Ueckermünde notwendig. Vor dem 1. Weltkrieg betrug die Bettenzahl bereits 760.

In den geübten Behandlungsmethoden unterschied sich Ueckermünde wohl nicht von anderen Anstalten Deutschlands. Es gab die Bett- und Bäderbehandlungen speziell für sehr unruhige Kranke. Es wurde versucht, Spaziergänge, Beschäftigung im Freien und auf den Stationen anzubieten. 1899 wurde in dem nahegelegen Dorf Liepgarten die Familienpflege für geeignete Patienten der Ueckermünder Anstalt eingeführt.

Ab 1910 wurden unter dem Direktoriat von Franz Encke[5] die Beschäftigungsmöglichkeiten durch die Einrichtung von fünf gut ausgestatteten Werkstätten erweitert. Es gab eine Tischlerei, Stellmacherei, Schneiderei, Polsterei und Nähstube. Desweiteren wurden Maulbeerhecken für eine Seidenraupenzucht angebaut.

Am Ende des vorigen Jahrhunderts bestand ein Schlüssel von 1 Pfleger auf 7 Kranke und 1 Arzt auf 100 Kranke. Dazu kam eine wechselnde Zahl von Volontärärzten.

Der erste Weltkrieg brachte eine drastische Verschlechterung der Ernährungslage und der Betreuungsbedingungen, zahlreiche Pfleger wurden zum Kriegsdienst eingezogen, es fehlten Nahrungsmittel und Heizmaterial. Viele Patienten verstarben an den Folgen des Hungers, auch die Tuberkulosefälle häuften sich. 1917 verstarben 194 und 1918 141 Patienten der Ueckermünder Anstalt. 1919 war die Zahl der Patienten infolge von Kriegseinwirkungen auf die Hälfte reduziert. Das Massensterben unter den Heilanstaltspatienten am Ende des ersten Weltkrieges betraf die meisten großen psychiatrischen Anstalten Deutschlands. Die Sterberaten unter den Anstaltspatienten waren um ein Vielfaches höher als in der Zivilbevölkerung, zurückzuführen auf die noch schlechtere Versorgung mit Lebensmitteln. Bei den Anstaltsärzten hinterließ das Massensterben von Patienten nach der wie selbstverständlichen Minderversorgung gegenüber Gesunden einen bleibenden Eindruck. Die in den Folgejahren aufkommende Forderung nach „Euthanasie" an kranken Menschen, gipfelnd in der Schrift von Binding und Hoche „Die Freigabe der Vernichtung lebensunwerten Lebens. Ihr Maß und ihre Form" ist nicht unwesentlich auf diese Erfahrungen des ersten Weltkrieges zurückzuführen.

In den Nachkriegsjahren galt es in der Ueckermünder Anstalt, die Folgen des Krieges zu überwinden. Gebäude mußten instandgesetzt werden. Nach anfänglicher Unterbelegung der Anstalt auf Grund des Versterbens der Patienten, waren in der Mitte der Zwanziger Jahre bereits neue Erweiterungen der Kapazität der Anstalt notwendig. Auch die Familienpflege in Liepgarten wurde erneut ins Leben gerufen.[6]

In den jährlichen Berichten[7] über die Kontrollbesuche durch Vertreter des Provinzialverbandes in der Ueckermünder Anstalt werden von 1925 bis 1933 folgende Entwicklungen deutlich:

1925 war die Situation in Deutschland von relativer wirtschaftlicher Stabilität geprägt, was zum einen zur oben erwähnten erneuten stärkeren Ausgrenzung von Nichtangepaßten, zum anderen aber auch zu Reformbestrebungen in den Anstalten führte. Eine Tendenz war der Abbau der Bettenbehandlung und die Einführung der Beschäftigungstherapie für einen größeren Teil der Kranken, propagiert als „aktivere Therapie" nach Hermann Simon aus Gütersloh. Für 1925 finden sich für Ueckermünde die Angaben, daß sich noch 79 Patienten wegen körperlicher Hinfälligkeit, zum Teil auch zur Beruhigung, in Bettbehandlung befanden. Einer Beschäftigung gingen 1925 306 von insgesamt 647 Patienten nach. Laut Direktion der Ueckermünder Heilanstalt befanden sich unter den Kranken eine große Zahl „schwieriger gewalttätiger und fluchtverdächtiger Elemente, die zur Arbeit zur Zeit nicht herangezogen werden könnten". Die Sprache verrät, daß Patienten zu Dingen, zu „Elementen" wurden, ein nicht unwesentliches Moment, um spätere Vernichtung von Anstaltspatienten zu begreifen. Der Direktor, Dr. Albrecht, sollte sich laut Bericht in der nächsten Zeit in die Anstalt Gütersloh zu Simon begeben, um die Bedingungen kennenzulernen, unter denen sich die Methoden der verstärkten Heranziehung der Kranken zur Beschäftigung unter bedeutender Abkürzung der Bettbehandlung auch in älteren Anstalten durchführen ließe.

Bereits 1926 waren nur noch 38 Patienten in Bettbehandlung und 436 Patienten wurden mit Beschäftigung betreut, eine Entwicklung, die bis 1929 in den Kontrollbesuchen bestätigt wurde. 1927 wurde darauf verwiesen, daß durch die verstärkte Beschäftigung eine größere Ruhe in der Anstalt auffiele, narkotische Mittel sollen nur in ganz geringem Umfange gebraucht worden sein.

Ab 1930 finden sich in diesen Berichten keine Hinweise mehr zur Beschäftigungstherapie. Die Weltwirtschaftskrise bewirkte ab 1929 wesentliche Veränderungen in der Anstaltspsychiatrie, vordergründig waren vor allem Sparabsichten der Verwaltung bezüglich der Ausgaben für die Heil- und Pflegeanstalten. Diese Absichten werden auch in den Statistiken des folgenden Kapitels deutlich. Außer zur Bett- und Beschäftigungsbehandlung gibt es in den Berichten Auskünfte zu Maßnahmen bei erregten Patienten. Isoliert war während der Kontrollbesuche in diesen Jahren kein Patient. In sogenannten Netzbetten befanden sich jeweils 1 bis 8 Patienten. In Dauerbadbehandlung befanden sich durchschnittlich 5 Patienten.

Der Ernährungszustand der Patienten wurde bis 1930 als „gut", ab 1931 als „durchaus befriedigend" eingeschätzt. An Tuberkulose waren 2 bis 6 Patienten erkrankt. Der Gesundheitszustand der Patienten wurde als „gut" bis ebenfalls ab 1931 „durchaus befriedigend" beschrieben.

Eine wichtige Bemerkung findet sich im Bericht von 1926: Es wurde von einer hohen Zahl von „asozialen und chronisch unruhigen" Patienten, insbesondere auf der Frauenseite berichtet. „Diese Tatsache erklärt sich dadurch, daß der Ueckermünder Anstalt in den letzten Jahren wiederholt Krankentransporte aus den anderen, überfüllten Provinzialanstalten überwiesen wurden. Dabei sind natürlich nicht ruhige Kranke ausgesucht, sondern meist schlimme Elemente nach Ueckermünde abgeschoben worden." Walter beschreibt dieses Phänomen des Abschiebens der ungewolltesten unter den Kranken als das soziale Problem der Langzeitpatienten. Die spätere Krankenmordaktion unter dem Nationalsozialismus sei die zeitspezifische Lösung dieses Problems gewesen. Vor dieser Zeit sei die Patientengruppe, die vor allem den Krankentötungen zum Opfer fielen, soweit es möglich war, in andere Anstalten verlegt worden.[8]

Kosteneinsparung wurde ab 1928 das haupsächlichste Argument, unter dem eine aktivere Therapie und eine frühzeitige Entlassung der Patienten angestrebt wurden. In den Pommerschen Wohlfahrtsblättern findet sich ein Bericht über eine Zusammenkunft der Verantwortlichen für die Heilanstalten in Pommern im Oktober 1928.[9] Die Zusammenkunft hatte laut Worten des Landeshauptmanns den Zweck, „Mittel und Wege zu finden, um die von Jahr zu Jahr gestiegenen Ausgaben in der Geisteskrankenfürsorge herabzumindern und den Bau einer neuen Anstalt zu vermeiden." Deshalb sollte eine Offene Fürsorge, gedacht als Nachsorge für entlassene Patienten, die von den jeweiligen Anstalten ausgehen sollte, auch in Pommern eingerichtet werden. Zumindest in diesem Bericht scheinen die sicher positiven Folgen, die eine Betreuung von Patienten in Offener Fürsorge haben kann, zweitrangig dem Kostenargument gegenüber zu sein. Als Problem der Einrichtung einer Offenen Fürsorge in Pommern wurden die weiten Entfernungen der ländlichen Gebiete und die ungünstigen Lage auf dem Arbeitsmarkt benannt: „Eine Unterbringung der nur beschränkt arbeitsfähigen Geisteskranken auf dem offenen Arbeitsmarkt sei also gänzlich ausgeschlossen. Sie könne auch nicht auf Kosten der Gesunden erfolgen."

In einem weiteren Beitrag aus dieser Zeit finden sich als drei Pfeiler der neuen Anstaltspsychiatrie in Pommern:

1. Die „Malaria-Behandlung" der progressiven Paralyse
2. Die „Aktivere Krankenbehandlung nach Simon"
3. Die „Offene Fürsorge"[10]

Eine Malariabehandlung mit hohen Fieberschüben war durchaus nicht ungefährlich. Ein Hinweis dafür, daß die Psychiater auch in Pommern bereit waren, aktiver und auch gefährlicher, risikoreicher zu behandeln.

Als Beispiel für positive Traditionen der Ueckermünder Anstalt im Sinne von weniger Ausgrenzung und eines größeren Freiheitsgrades der Patienten soll im folgenden Abschnitt die Familienpflege ausführlicher beschrieben werden.

2.3 Die Familienpflege der Ueckermünder Anstalt

Eine große Tradition hatte Ueckermünde in der Familienpflege. Familienpflege bedeutete die Betreuung von Kranken im Anschluß an die Behandlung in der Anstalt in einer ausgesuchten fremden Pflegefamilie. Sie sollte ein Übergang zur Entlassung der Patienten darstellen. 1899 wurde die Familienpflege mit einigen Pflegestellen in Liepgarten eingerichtet, 1906 waren bereits 56 Kranke in Liepgarten untergebracht, die Zahl stieg bis maximal 131. Daraufhin wurden in Liepgarten eine Arzt- sowie eine Pflegerwohnung und eine Badeeinrichtung für die Kranken geschaffen. Dies bedeutete eine weitere Ablösung der Familienpflege von der Anstalt und eine Verbesserung der Pflegebedingungen. Die Einwohner des Dorfes gewöhnten sich an die Kranken und waren bald im Umgang mit ihnen, wie z. B. bei kleineren Erregungszuständen, geübt. 1927 waren 15 % der Ueckermünder Patienten in Familienpflege, es wurden auch Patienten aus anderen pommerschen Anstalten zur Familienpflege nach Ueckermünde überwiesen.

Die Kranken wurden zweimal im Monat überraschend von einem Arzt besucht. Dies sollte eine Kontrolle der Betreuungsbedingungen garantieren. Alle zwei Wochen wurden die Kranken gebadet, gewogen und einer eingehenden körperlichen Besichtigung unterzogen.

Das Pflegegeld für die Kranken betrug monatlich 20 RM und wurde später auf 30 RM erhöht. Das Pflegegeld und die Arbeitsleistung der Kranken galt als Anreiz der Familien, Patienten aufzunehmen und am Leben teilhaben zu lassen. Einschließlich des Pflegegeldes kostete ein in Familienpflege untergebrachter Patient täglich 1,18 RM, im Vergleich zur Anstalt mit 3,34 RM.

Der ehemalige Direktor Tomaschny verweist außer auf die finanzielle vor allem auf die ideelle Seite der Familienpflege. Unter dem Einfluß der größeren Freiheiten wurden die Kranken regsamer und ausgeglichener.

Zur Illustration der Familienpflege in Liepgarten sei aus der entsprechenden Veröffentlichung von Tomaschny zitiert: „Ein Gang durch die Dorfstraße zur Sommerszeit übt auf den sachverständigen Besucher einen ganz eigenartigen Reiz aus. Hier sieht man einen Kranken einen Kinderwagen schieben, dort treibt ein Kranker einige Schafe auf die Weide, ein dritter läuft geschäftig mit einem Korbe durch die Dorfstraße, um beim Kaufmann Sachen einzuholen usw. Das ganze Leben und Treiben im Dorfe bekommt tatsächlich durch die Kranken ein ganz eigenartiges Gepräge, was ja nicht zu verwundern ist, da auf die 1400 Einwohner des Dorfes 115 Kranke kommen, die sich in völliger Freiheit unter ihnen bewegen. Neckereien der Kranken kommen nicht vor, und so hört man denn auf Befragen von den Kranken immer wieder nur, daß sie sich sehr wohl fühlen, und nur höchst selten wird der Wunsch laut, in die Anstalt zurückzukehren."

Die Patienten, die sich 1927 in Liepgarten befanden, hatten folgende Diagnosen:

Imbezillität und Idiotie	58 Patienten
Schizophrenie	46 Patienten
Dementia senilis	9 Patienten
Epilepsie	2 Patienten

Abschließend vergleicht Tomaschny die Indikationen für die Versorgung von Kranken in der Offenen Fürsorge und in der Familienpflege: „Nach meiner Auffassung eignet sich die Familienpflege der Hauptsache nach für die chronischen bzw. abgelaufenen Fälle, für Leute, welche sich draußen im Leben nicht mehr behaupten können, während die offene Fürsorge mehr bei der Versorgung der verhältnismäßig noch frischeren Erkrankungen Platz zu greifen hat. Diese beiden Versorgungsarten sollen sich also nicht gegenseitig verdrängen und den Rang streitig machen, sondern sich vielmehr als vollkommen gleichberechtigt in wohltuender Weise zum Heile unserer Kranken ergänzen."[11]

Gerade die chronischen und abgelaufenen Fälle, die Tomaschny als geeignet für die Familienpflege beschreibt, wurden später Zielgruppe der Krankenmordaktion im Nationalsozialismus.

Die folgende Grafik zeigt die Zahl der sich in Familienpflege befindlichen Patienten von 1928 bis 1938 in Ueckermünde und in Pommern insgesamt.

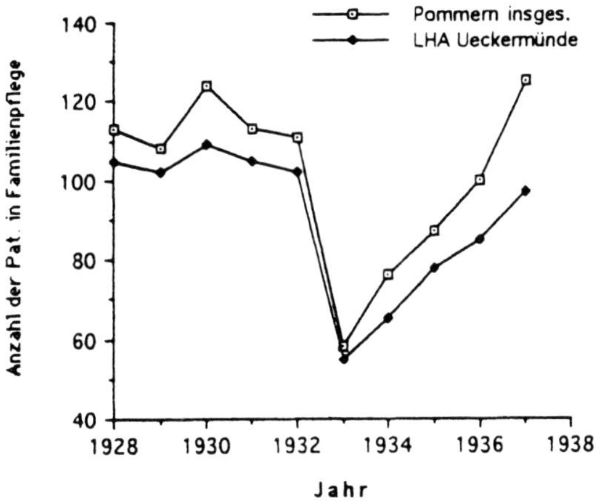

Die Grafik zeigt, daß Familienpflege in Pommern fast ausschließlich in Ueckermünde geübt wurde. Deutlich wird der Rückgang der in Familienpflege befindlichen Patienten 1933 sichtbar. Als Erklärung findet sich in den Berichten des Provinzialverbandes die Rücknahme der Kranken in die Anstalt, um die Zwangssterilisation durchzuführen. In den nächsten Jahren steigt die Zahl erneut an. Laut Zeugenaussage einer ehemaligen Bewohnerin Liepgartens sollen vereinzelte Kranke während der gesamten Kriegszeit in Liepgarten in Familienpflege gewesen sein.

Die Familienpflege soll als Beispiel von in der Ueckermünder Anstalt verfolgten positiven Ansätzen im Umgang mit Kranke dienen. In den Jahren vor dem Nationalsozialismus gab es nicht nur repressive Psychiatrie oder ausschließlich eugenische Denkansätze, die zwangsläufig zu der Entwicklung führen mußte, die die Anstalt in der Zeit des deutschen Faschismus nahm.

2. 4 Patientenbewegungen der Ueckermünder Heilanstalt von 1928 bis 1946

2.4.1 Statistischer Überblick über die Patientenbewegungen in der Ueckermünder Anstalt

Für den statistischen Überblick über Patientenbewegungen der Landesheilanstalt Ueckermünde wurden die Jahre vor 1933 und ein Jahr nach 1945 berücksichtigt, um Kontinuitäten und Veränderungen sichtbar werden zu lassen. Die Statistiken sind nach Angaben der entsprechenden Haushaltspläne des Provinzialverbandes erhoben worden.[12] Leider sind die entsprechenden Pläne nur unvollständig erhalten und für nach 1942 sind keine Unterlagen mehr auffindbar gewesen. Zum Teil konnten die Statistiken mit Daten aus der Ueckermünder Anstalt (Totenbücher, Aufnahmebücher) vervollständigt werden.

Jahr	Zugänge	Entlassungen	Verstorbene[13]	Behandelte insg.	Sterblichkeit[14]	Krankenzahl[15]
1927						822
1928	229	136	54	1051	5,14	860
1929	251	234	82	1111	7,38	795
1930	240	164	65	1035	6,28	806
1931	122	103	45	928	4,85	780
1932	231	150	54	1011	5,34	807
1933	271	199	63	1078	5,84	867
1934	238	167	72	1105	6,52	866
1935	230	127	71	1096	6,48	838
1936	322	199	99	1220	8,11	922
1937	167	115	58	1089	5,33	916
1938	185	?	?	1101	?	?
1939	441	?	101	?	?	1048
1940	839	832	143	1887	7,58	912
1941	963	661	196	1875	10,45	1018
1942	760	488	358	1778	20,13	932
1943	1189	406	517	2121	24,38	1198
1944	965	366	567	2163	26,21	1230
1945	713	?	1069	1943	55,02	?
1946	881	?	605	?	?	?

2.4.2 Vergleich der jährlichen Zugangszahlen, der behandelten Kranken und der Krankenzahl

Die jährlichen Zugänge, die behandelten Kranken insgesamt und die Krankenzahl am Ende des Berichtsjahres sollen im Zusammenhang besprochen und deshalb im folgenden Diagramm noch einmal nach den Angaben der obigen Tabelle dargestellt werden.

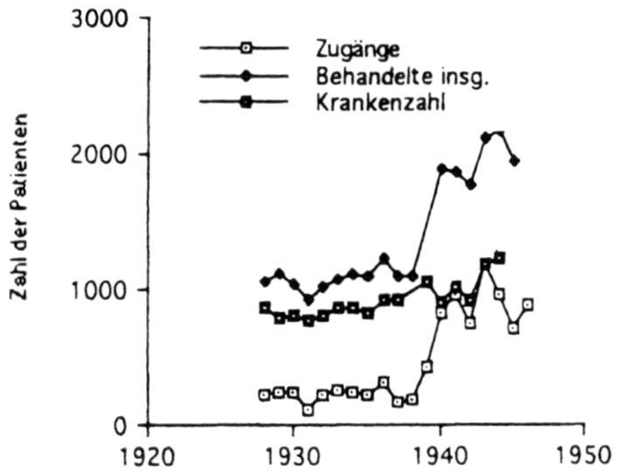

Für 1931 wird ein Rückgang dieser Zahlen deutlich. In dem Bericht über die Verwaltung der Angelegenheiten des Provinzialverbandes Pommern finden sich zum Jahr 1931 folgende Angaben: „Ein Rückgang der Aufnahmen und stärkere Entlassungen zur Entlastung der Anstaltskosten sind notwendig und müssen in Zukunft betrieben werden. Die Sparmaßnahmen zwingen unter anderem dazu, Besuchsfahrten der sich in Familienpflege befindlichen Kranken einzustellen. Die Ernteergebnisse sind besser als im vergangenen Jahr.“ Das macht bereits vor 1933 bestehende Tendenzen deutlich, Anstaltskosten drastisch zu senken, der Eigenversorgung der Anstalten mehr Aufmerksamkeit zu schenken und somit psychisch kranken und behinderten Menschen weniger Zuwendungen zuteil werden zu lassen. In dieser Zeit verringerte sich der Pro-Kopf-Zuschuß pro Patient des Provinzialverbandes enorm, wie folgende Grafik ausweist:

Pro-Kopf-Zuschuß in RM für Kranke des Provinzialverbandes Pommern von 1928 bis 1931

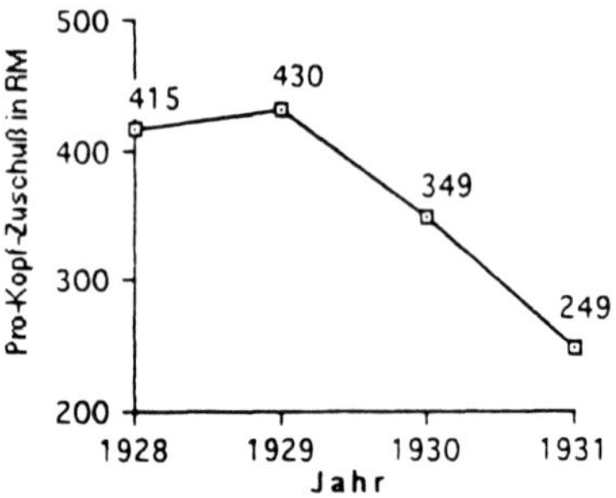

Für die folgenden Jahre ist der Pro-Kopf-Zuschuß leider nicht mehr ausgewiesen und kann nicht weiter verfolgt werden.

In den Jahren 1933 und 1934 kommt es zu erhöhten Aufnahmeziffern und Erhöhung der Patientenzahl in der Anstalt. Die Erklärung gibt erneut der Bericht zu den Haushaltsplänen dieser Jahre: „Die Zunahme des am Schlusse des Berichtsjahres in den Anstalten verbliebenen Krankenbestandes ist darauf zurückzuführen, daß entlassungsfähige Erbkranke in den Anstalten zurückgehalten werden mußten, bis das nach dem Gesetz zur Verhütung erbkranken Nachwuchses vorgeschriebene Verfahren beendet und die Sterilisation durchgeführt wurde. Das Verfahren erlitt anfangs durch seine Neuheit und die große Zahl der Fälle eine Verzögerung … Die Familienpflege ist zahlenmäßig zurückgegangen, weil ein größerer Teil der Kranken unter das Gesetz zur Verhütung erbkranken Nachwuchses fiel und bis zur Unfruchtbarmachung in die geschlossene Anstalt zurückgenommen werden mußte.“

1935 nimmt die Krankenzahl erneut ab, laut des entsprechenden Berichtes ist dies auf eine erhöhte Zahl von Entlassungen der Patienten nach erfolgter Sterilisation zurückzuführen.

1936 kommt es zu einer deutlichen Zunahme der Zugänge, der insgesamt behandelten Patienten und der Krankenzahl. In dem Jahresbericht gibt es mehrere Erklärungen. Patienten, die im vorigen Berichtsjahr anderen Versorgungsformen zugeführt wurden, mußten laut Bericht wieder in die Anstalten zurückgenommen werden, da sie sich außerhalb der Anstalten nicht bewährt hatten. Außerdem kam es zur vermehrten Einweisung von Patienten zur Beobachtung und von „geisteskranken Verbrechern“. Hier wird eine stärkere Tendenz zur Ausgrenzung und Konzentration von psychisch Kranken in den Anstalten deutlich. Desweiteren wurden 1936 360 Kranke des Provinzialverbandes aus konfessionellen in die eigenen Anstalten des Provinzialverbandes verlegt. Als Grund werden Ersparnisgründe benannt, obwohl das Pflegegeld der betroffenen Anstalt der Inneren Mission Kückenmühle 1936 mit 2,10 RM unter dem der provinzialeigenen Anstalten mit 2,50 RM täglich lag.

1937 und 1938 gehen die Aufnahmezahlen wieder zurück, es scheint in diesen Jahren eine normale Versorgung entsprechend dem Einzugsgebiet stattgefunden zu haben.

Ab 1940 steigen die Aufnahmeziffern in der Ueckermünder Anstalt sprunghaft an. Legt man eine durchschnittlich Aufnahme von jährlich 226 Patienten aus den Vorjahren zugrunde, so verdoppelt sich die Zahl 1940 und steigt 1943 sogar auf das Fünffache an. Dementsprechend steigt auch die Zahl der Behandelten insgesamt zeitweise auf das Doppelte, während die Krankenzahl nur um etwa ein Drittel steigt. Die hohen Aufnahmeziffern sind auf die Schließungen der Anstalten Stralsund, Lauenburg, Kückenmühle und Treptow/Rega zurückzuführen. Ueckermünde ist nach 1941 die einzige verbliebene Anstalt und hat demzufolge ein um ein Vielfaches größeres Einzugsgebiet und ist neben der Universitätsklinik Greifswald mit nur wenigen psychiatrischen Betten einzige versorgende Anstalt in Pommern. Ab 1939 gehörte auch die Heilanstalt Meseritz-Obrawalde zu Pommern, sie dürfte aber nur einige südliche Gebiete Pommerns mitversorgt haben, hatte sie doch weiterhin ihr altes Einzugsgebiet und nahm als Tötungsanstalt ab 1942 vor allem Patiententransporte aus westlicheren Teilen Deutschlands auf.

Ende 1944 bis in die Nachkriegsmonate finden sich in den Aufnahmebüchern immer mehr Angaben über Aufnahmen von Flüchtlingen, vor allem alte, kranke Menschen. Die Angaben über die Diagnosen werden immer ungenauer und die Aufnahmeindikationen entsprechen immer weniger denen einer Heilanstalt. Teilweise sind nicht einmal die Namen der Aufgenommenen bekannt.

2.4.3 Entlassungen, Sterbefälle und Entwicklung der Sterblichkeitsrate in der Ueckermünder Anstalt

Entsprechend der Tabelle unter 2.4.1. sollen Entlassungen, Verstorbene und die Sterblichkeit, bezogen auf insgesamt behandelte Kranke, diskutiert werden.

Bis 1937 wurden mit Ausnahme des Jahres 1929 weniger als 200 Patienten jährlich entlassen. Bei einer Krankenzahl von etwa 850 verdeutlicht das noch einmal den Verwahrcharakter der Anstalt. Die Zahl von 234 Entlassungen im Jahr 1929 ist im Zusammenhang mit der in diesem Jahr versuchten Kosteneinsparung für die Heilanstalten zu sehen. Die Entlassungszahlen für 1938 und 1939 sind nicht bekannt. 1940 steigen die Entlassungen auf das Vierfache der sonst üblichen Zahlen, um bis 1944 wieder kontinuierlich abzusinken. Die vermehrten Entlassungen wurden bei gesteigerten Aufnahmezahlen und in etwa gleichbleibender Bettenzahl notwendig. Außerdem gehen in die Zahl der entlassenen Patienten die 768 Patienten ein, die im Rahmen der Krankenmordaktion deportiert worden sind. In der folgenden Grafik sind deshalb Deportationen und Entlassungen getrennt berücksichtigt.

Grafische Darstellung der entlassenen, deportierten und verstorbenen Patienten der Ueckermünder Anstalt von 1929 bis 1946

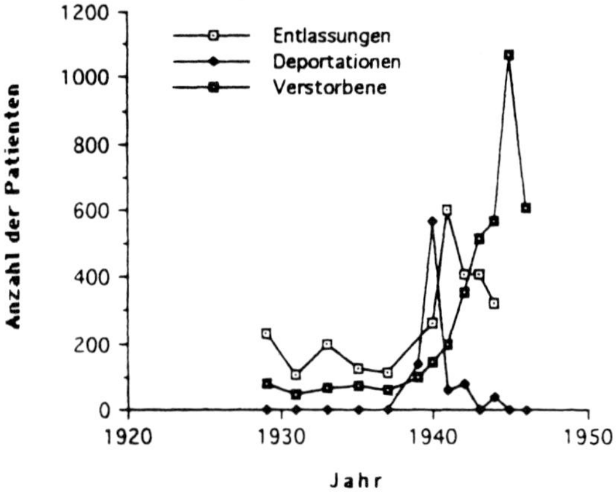

Die Grafik verdeutlicht den erschreckenden Anstieg der Todesfälle in der Ueckermünder Anstalt. Während in den Jahren bis 1937 die Verstorbenen ungefähr ein Drittel der Entlassenen ausmachten und die Sterblichkeitsziffer zwischen 4,85 und 8,11 % lag, starben ab 1943 mehr Patienten in der Anstalt als entlassen wurden und die Sterblichkeitsziffern stiegen kontinuierlich auf Werte zwischen 10,45 (1941) bis 55,02 % (1945) an. Das heißt, daß 1941 jeder zehnte in Ueckermünde behandelte Patient starb und 1945 sogar jeder zweite. Da die deportierten Patienten mit großer Wahrscheinlichkeit getötet wurden, würde das die Sterblichkeitsziffer von 1939 bis 1942 noch einmal erhöhen.

Die Krankenstand der Ueckermünder Anstalt betrug vor dem zweiten Weltkrieg 916 Patienten. Von 1939 bis 1946 verstarben 3556 Patienten in der Anstalt und 889 Patienten wurden im Rahmen der Krankenmordaktion deportiert. Das bedeutet, daß mit größter Wahrscheinlichkeit 4445 Patienten der Ueckermünder Anstalt während des Krieges und im Nachkriegsjahr den Tod fanden. Das entspricht fast dem fünffachen Krankenstand der Vorkriegszeit. Im Vergleich dazu erscheinen die Todesfälle der Anstalt während des ersten Weltkrieges mit seiner anschließenden Hungerkatastrophe gering. Damals verstarben die Hälfte der Ueckermünder Patienten.

2.5 Überblick über das Personal der Ueckermünder Heilanstalt

Die folgende Tabelle gibt eine Übersicht über den Personalbestand der Landesheilanstalt Ueckermünde in den Jahren 1934 bis 1942.[16]

Jahr	**1934**	**1935**	**1937**	**1938**	**1941**	**1942**
Ärzte	8	8	6	8	8+2[17]	8+4
Pflegepersonal	145	140	128	129	149+38	149+91
Wirtschaftspersonal	32	24	11	11	8+2	9+1
Verwaltungspersonal	8	9	9	11	11+2	10+3
Labor und Röntgen	0	2	0	1	1	1
insgesamt	**193**	**183**	**154**	**160**	**221**	**276**

Deutlich wird die Einsparung an Personal von 1934 bis 1937. Das entspricht den Bestrebungen in den ersten Jahren des Nationalsozialismus nach Kosteneinsparungen in den Heilanstalten. Das Wirtschaftspersonal wurde eventuell durch vermehrte Arbeitsleistungen der Patienten ersetzt. Die Einsparungen beim Pflegepersonal müssen zwangsläufig zu Einbußen in der Betreuung geführt haben. 1941 kommt es dann zur überraschenden Aufstockung beim Personal. Die pommerschen Heilanstalten Stralsund und Lauenburg wurden 1939 bzw. 1940 geschlossen und nicht mehr weiter vom Gesundheitswesen genutzt. Ein großer Teil des Personals war beamtet oder angestellt und konnte folglich nicht entlassen werden. Es wurde auf die noch bestehenden Heilanstalten aufgeteilt und ist in der Tabelle extra aufgeführt. Dadurch kommt es in Ueckermünde in der Kriegszeit zu einer Aufstockung des Personals, eine für diese Zeit ungewöhnliche Erscheinung. Im Juli 1941 wurde in einer Außenabteilung der Ueckermünder Anstalt, in Zarowmühle, ein Reservelazarett eingerichtet. Dieses Lazarett wurde von den Ärzten der Anstalt mitbetreut.[18] Ob auch Pflegepersonal, das in obiger Tabelle aufgeführt ist, eigentlich im Reservelazarett arbeitete, geht aus den Unterlagen nicht hervor, ist aber wegen der Zugehörigkeit des Lazaretts zur Wehrmacht unwahrscheinlich.

Zu beachten ist weiterhin, daß die Anzahl der insgesamt Behandelten in dieser Zeit steigt. Die folgende Tabelle berücksichtigt die steigende Patientenzahl und zeigt den Patientenschlüssel pro Pfleger und Arzt.

Betreuungsschlüssel der Ueckermünder Anstalt von 1934 bis 1942[19]

Jahr	1934	1935	1937	1938	1941	1942
Pat. pro Pfleger	7,6	7,8	8,5	8,5	10,0	7,4
Pat. pro Arzt	138	137	181	138	187,5	148

In dieser Tabelle wird deutlich, das trotz steigender Personalzahlen die Betreuungsschlüssel 1941 ungünstiger werden, für 1942 ist jedoch eine Verbesserung bemerkenswert. Überlegenswert ist auch, ob sich in dieser Zeit in der Anstalt außer der Einrichtung des Reservelazaretts und der steigenden Patientenzahlen Veränderungen ergaben, die eventuell mehr Personal rechtfertigten.

Solch eine Veränderung könnte die große Intensivstation für Insulinbehandlungen mit 72 Betten sein, die im April bis Juni 1940 in Ueckermünde errichtet wurde. In einer Aktennotiz vom 23.2.1942 von Dr. Becker für Prof. Nitsche, medizinischer Hauptverantwortlicher der T4-Organisation in dieser Zeit, über die Insulintherapien in Heil-und Pflegeanstalten finden sich folgende Angaben: „Infolge von Ärzte- und Personalmangel werden nur noch sehr wenige Insulintherapien durchgeführt. Ausgezeichnete Insulinspezialstationen finden sich in Eglfing-Haar und Ueckermünde. Die letztere habe ich eingehend besichtigt. Der dort behandelnde Arzt hat gleichzeitig eine Wehrmachtsinsulinstation und bekommt alle zuständigen Fälle der Wehrmacht zur Insulinbehandlung dorthin überwiesen. Es muß unbedingt versucht werden, diese Spezialstation, von der wissenschaftliche Arbeit und Auswertung garantiert ist, mit genügend Insulin zu versorgen und so ihre weitere Arbeit zu ermöglichen“.[21] Nachgewiesenermaßen verfügte Ueckermünde bis 1944 über Insulin und führte Insulintherapien durch.[22] Insulinbehandlungen waren intensivmedizinische Therapien und forderten einen entsprechenden Personalschlüssel.

Eine weitere Veränderung in dieser Zeit ist die in den Einzelheiten letztendlich ungeklärte Umwandlung in eine Tötungsanstalt. Gesichert ist die Einrichtung einer „Kinderfachabteilung“ zur Tötung behinderter Kinder.[23] Auch hier könnten Ursachen für einen bewilligten Mehrbedarf an Personal liegen.

Am Einstellen entsprechender Arbeitskräfte für eine Röntgenabteilung und ein Labor in obiger Tabelle wird ebenso wie durch die Einrichtung der Insulinabteilung sichtbar, daß auch in Ueckermünde eine Entwicklung im Sinne eines diagnostischen und therapeutischen Aktivismus[24] erfolgte.

Zum Schluß seien die Namen der Direktoren der Ueckermünder Anstalt im interessierenden Zeitraum mit ihrer Amtszeit, sowie die Namen der Ärzte, die 1933 bis 1945 in Ueckermünde tätig waren, soweit bekannt, genannt.

Name	**Amtszeit als Direktor**
Dr. Victor Tomaschny	1. 4.1927 – 1. 2.1934
Dr. Friedrich Ostmann	1. 3.1934 – 21. 3.1938
Dr. Johannes Banse	21. 3.1938 – 24. 4.1940
Dr. Hans-Dietrich Hilweg	27. 4.1940 – April 1945
Dr. Wilhelm Bender	15. 5.1946 – 1. 9.1950

Weitere Ärzte, die in der Ueckermünder Anstalt tätig waren:
Dr. Herrmann Vollheim, Dr. Albert Ziehm, Dr. Helmut Lauterwald, Dr. Richard Lefke, Dr. Herrmann Plaue, Dr. Joachim Knieß, Dr. Hoppe, Dr. Unruh, Dr. A.Kniese, Dr. G.Luebke, Dr. P.Tilling, Dr. Eckhard und Dr. Mohtz.[25]

3. Die Krankentötungen in Pommern

3.1 Grundlegendes

Die Tötungen von Patienten im deutschen Faschismus verlaufen in einzelnen Aktionen, die sich in den Jahren 1939-1945 teils parallel, teils phasenverschoben, teils nacheinander entwickeln. Sie sind von so vielen Antrieben und Handlungsträgern bestimmt, daß es schwerfällt, sie mit generalisierten Formeln zu erfassen[26]. Diese Einleitung soll über dem Versuch einer Systematik stehen, scheinen doch die unterschiedlichen Antriebe und Handlungsträger, sowie die Parallelitäten der Aktionen gerade 1939/1940 in Pommern deutlich zu werden.

3.1.1 Die „Aktion T4" bis zum „Euthanasiestop" im August 1941

Im folgenden werden Krankentötungsaktionen erfaßt, die mit Deportationen von Patienten verbunden und für die Landesheilanstalt Ueckermünde relevant waren. Patiententötungen in der Ueckermünder Anstalt selber, wie die Phase der „späten Euthanasie" einschließlich der Frage nach einem gezielten Hungersterben, sollen ebenfalls in diesem Kapitel berücksichtigt werden.[27] Sie werden aber auch in dieser Arbeit am Beispiel der „Kinderfachabteilung" in Ueckermünde untersucht. Grundlegendes zur Tötung von Kindern soll im Kapitel „Kinder und Jugendliche in der Ueckermünder Heilanstalt 1933 – 1945" gesagt werden und wird deshalb im folgenden ausgeklammert.

Im Oktober 1939 erteilte Hitler seinem Begleitarzt und späteren gesundheitspolitischen Berater und Generalkommissar für Sanitäts- und Gesundheitswesen Karl Brandt und dem Leiter der Parteikanzlei Philipp Bouhler eine Ermächtigung, nach der die „Befugnisse namentlich zu bestimmender Ärzte so zu erweitern sind, daß nach menschlichem Ermessen unheilbar Kranken bei kritischster Beurteilung ihres Krankheitszustandes der Gnadentod gewährt werden kann".[28]

Diese Ermächtigung datierte Hitler auf den 1. September, Kriegsbeginn, zurück. Nachfolgend beziehen sich Aktionen zur Tötung von etwa 200 000 Kranken auf diese Ermächtigung, die niemals gesetzeswirksam war. Offiziell waren Tötungshandlungen durch den Arzt auch während der Zeit des Nationalsozialismus strafbar.[29]

Auf Grund dieser Ermächtigung wurde in Berlin eine Zentrale geschaffen, die die nach ihrem Sitz in der Tiergartenstraße 4 benannte „Aktion T4" organisierte. Ihre Aufgabe war die Erfassung, Begutachtung und Tötung psychisch Kranker.

Dazu wurden folgende Tarnorganisationen geschaffen. Zum Ersten die Reichsarbeitsgemeinschaft Heil- und Pflegeanstalten. Unter ihrer Leitung liefen obengenannte Aufgaben. Da die Ermordung der Kranken zunächst in zentralen Tötungsanstalten vorgesehen war, wurde eine Organisation zur Deportierung der Patienten benötigt, die ,,Gemeinnützige Krankentransport G.m.b.H."(Gekrat). Die ,,Gemeinnützige Stiftung für Anstaltspflege" war für die Arbeitsverträge der 300 – 400 Beschäftigten der Aktion sowie für Pacht-und Kaufverträge zuständig. Die Finanzierung der ,,Aktion T4" wurde von der ,,Zentralverrechnungsstelle Heil-und Pflegeanstalten" gesichert.[30]

Das Leitungsgremium dieser ,,Euthanasiezentrale" hatte folgende Zusammensetzung:

Oberste Leitung:	Karl Brandt, Philipp Bouhler
Ausführungsleitung:	Viktor Brack, Werner Blankenburg, Dr. Hans Hefelmann, Reinhold Vorberg
Medizinische Leitung:	Prof. Dr. Werner Heyde, Prof. Dr. Herrmann Paul Nitsche
Juristische Leitung:	Dr. jur. Gerhardt Bohne
Verbindung zum RMdI:	Dr. Herbert Linden[31]

Am 9. Oktober 1939 wurden die ersten Meldebögen zur ,,planwirtschaftlichen Erfassung der Heil-und Pflegeanstalten" vom Reichsministerium des Innern versandt. Im ,,Meldebogen 1" waren die Kranken anzugeben, die:

1. an Schizophrenie, Epilepsie, senilen Erkrankungen, Paralyse und anderen Lues-Erkrankungen, Schwachsinn jeder Ursache, Encephalitis, Huntington und anderen neurologischen Endzuständen leiden oder
2. sich seit mindestens 5 Jahren dauernd in Anstalten befinden oder
3. als kriminelle Geisteskranke verwahrt sind oder
4. nicht die deutsche Staatsangehörigkeit besitzen.[32]

Später wurde die Arbeitsfähigkeit mehr und mehr alleiniges Kriterium, welches über Leben oder Tod entschied. In einer Entscheidung der beiden ,,Euthanasiebeauftragten" von 1941 hinsichtlich der Begutachtung findet sich unter Punkt 1: ,,Ausscheidung aller derjenigen, die unfähig sind auch nur in Anstalten produktive Arbeit zu leisten, also nicht nur von geistig Toten."[33]

In der Planung der T4-Zentrale waren vorläufig 20 % der Heiminsassen zur Tötung vorgesehen, das heißt, es waren ,,Tötungskapazitäten" für 65 000 – 70 000 Menschen zu schaffen.[34] Als Mordmethode für die Kranken wurde Tötung mittels Kohlenmonoxid beschlossen. Die ersten Tötungseinrichtungen der ,,Aktion T4" wurden im Herbst 1939 vorbereitet und 1940 begannen die Krankenmorde, nachdem das Personal entsprechend geschult war. Die großen Tötungseinrichtungen der ,,Aktion T4" befanden sich in Grafeneck, Brandenburg, Bernburg, Pirna, Hadamar und Hartheim.

Nach den von den Anstalten entsprechend ausgefüllten Meldebögen wurden die Patienten durch die „Gutachter" der „Aktion T4" in „lebenswert" und „lebensunwert" gesondert. Die Anstalten erhielten namentliche Listen der zu verlegenden Patienten. Wenige Wochen später erfolgte die Verlegung durch die „Gekrat".

Anfangs wurden die Patienten direkt von der „Ursprungsanstalt" in die „Tötungsanstalt" transportiert, später liefen die Transporte zur Tarnung über „Zwischenanstalten".[35]

Im August 1941 stoppte Hitler die „Aktion T4" aufgrund häufiger Proteste der Kirchen und der Bevölkerung. Zu diesem Zeitpunkt waren aber bereits 70 273 Menschen umgebracht, 273 Patienten mehr, als ursprünglich vorgesehen[36]. Außerdem wurden die Tötungskapazitäten des T4-Apparates für neue Aufgaben benötigt, wie für die Ermordung arbeitsunfähiger KZ-Häftlinge und die beginnende Vernichtung des jüdischen Volkes in den Konzentrationslagern auf polnischem Gebiet.[37]

Die T4-Zentrale wurde jedoch nicht aufgelöst, der sogenannte Euthanasiestop im Jahre 1941 erscheint eher als Pause zur Neuorganisationn.[38]

3.1.2 Die frühen Patientenmorde im Nordosten Deutschlands und im besetzten Polen

Während der langsamen Formierung der T4-Organisation in Berlin wurden nach Kriegsbeginn in besetzten polnischen Gebieten bereits in großem Ausmaß Patienten aus polnischen psychiatrischen Anstalten getötet. Der erste Massenmord ist am 29.9.1939 für die Anstalt Kosborow bei Bromberg belegt.[39] Tausende polnische Kranke wurden in der Folgezeit umgebracht, die Zahlenangaben belaufen sich auf 20 289 Tote.[40]

An den Grenzen zum Kriegsgebiet, in Pommern und Westpreußen, begann der Massenmord an deutschen Patienten. Nicht zufällig datierte Hitler seine „Ermächtigung" auf den Kriegsbeginn zurück. Der Krieg lenkte die Aufmerksamkeit der Öffentlichkeit ab, er lieferte genug Gründe für die Räumung von Anstalten. Es wurden Kasernen und Lazarette gebraucht. Die Hemmschwelle zum Töten sinkt in Kriegssituationen, der Krieg bringt eine Gewöhnung an Tod und Sterben.

In besetzten polnischen Gebieten wurden ab November 1939 deutsche Patienten nach den von der SS an polnischen Kranken erprobten Verfahren, Erschießen und Töten mit Kohlenmonoxid, ermordet.[41]

Die frühen psychiatrischen Massenmorde im Nordosten des deutschen Reiches stehen nach Nowak weder zeitlich noch sachlich im Zusammenhang mit der Hitler-Ermächtigung vom Oktober 1939 und damit mit der „Aktion T4".[42]

3.1.3 Krankentötungen nach dem „Euthanasiestop"

3.1.3.1 Die Bedingungen in der Psychiatrie nach dem „Euthanasiestop" und die Phase der „späten Krankenmorde"

Nach dem „Euthanasiestop" erfolgte der Versuch der T4-Zentrale und des Reichsbeauftragten für die Heil- und Pflegeanstalten Brandt, eine Bestandsaufnahme der Anstaltspsychiatrie in Deutschland durchzuführen. Zu diesem Zweck bereiste im September 1941 eine T4-Kommission auch Pommern. Ein großer Teil der Anstalten Deutschlands war zu dieser Zeit bereits zweckentfremdet. Ziel dieser Bestandsaufnahme war es auch, Anstaltspotentiale dem Gesundheitswesen zu erhalten und vor weiteren Zugriffen durch andere Dienststellen des NS-Systems zu bewahren, was jedoch nicht gelang.[43]

Die verbliebenen Anstalten waren hoffnungslos überfüllt und es bestanden neben unzureichender Ernährung desolate Betreuungsbedingungen. 1940 stiegen die Zahlen der Todesfälle in den Anstalten an.[44]

Nach dem „Euthanasiestop" wurde der Gedanke zur aktiven Krankentötung aber keineswegs aufgegeben. Die „Kindereuthanasie" wurde ohnehin aus dem Stop herausgenommen und für erwachsene Patienten fand sich in einem „Merkblatt für die Behandlung der Fotokopien[45] bei der Überprüfungsarbeit unserer Ärzte" vom 10.10.42 folgende Angabe: „ ‚+'s bedeutet: einwandfreier Plusfall, der bei eventueller plötzlicher Wiederaufnahme unserer Arbeit ohne nochmalige Untersuchung zur Ausscheidung in unseren Anstalten vorgesehen werden kann".[46]

1942 ordnete Linden an, alle Kranken der Anstalten halbjährlich zu melden.[47]

In dem Protokoll einer Dienstbesprechung der „Aktion T4" vom 12. 8.1943 ist unter Punkt 2 vermerkt: „Ganz besonderer Wert wird auf die Einhaltung der Meldungen durch die Anstalten – gemäß Verfügung 19.12.1942 – ... gelegt um bei einer eventuellen Aufhebung des Stopp in der Lage zu sein, mit dem Arbeiten beginnen zu können."[48]

Nach Aussage Nitsches wurden im Herbst 1943 im Einverständnis mit Hitler Ärzte von der Reichsarbeitsgemeinschaft zur Krankentötung durch Medikamente ermächtigt.[49] Das leitete offiziell die Phase der dezentralen Krankenmorde ein. Nunmehr lag die Tötung im Ermessen einzelner Ärzte.

Es wurden aber auch Kranke unabhängig von den „offiziellen Ermächtigungen" getötet. So wurden in den Anstalten Sachsens bereits 1938 „gänzlich unheilbare, gemeinschafts- und arbeitsunfähige Kranke" mittels einer fettarmen und fleischlosen Sonderkost „niedergeführt".[50] Der systematische Nahrungsentzug zum Zwecke der Tötung spielte aber besonders in der Phase nach der „Aktion T4" eine Rolle. Faltlhauser[51] entwickelte und praktizierte 1942 in

Kaufbeuren eine Entzugskost, in einigen Anstalten gab es sogenannte Hungerhäuser, wie z.B. in Eglfing-Haar.[52] Es sind auch Anstalten bekannt, in denen bereits vor 1943 Patienten mit Medikamenten getötet wurden wie in Hadamar seit August 1942.[53]

Die rapiden Verschlechterungen in der Ernährungslage und den Betreuungsbedingungen und die aktiven Tötungen in den Anstalten überlagerten sich zunehmend. Laut Nowak ist im Nachhinein schwer zu unterscheiden, welche Patienten im Zuge der „Euthanasieplanungen" umgekommen sind und welche zu Opfern der allgemeinen psychiatrischen Verhältnisse wurden. In der Phase der „Späten Krankenmorde" waren psychiatrischer Normalzustand und „Euthanasie"-Ausnahmezustand immer schwerer voneinander zu unterscheiden.[54]

In einem Bericht über die Anstalten von Dr. Runckel an Prof. Nitsche vom 30. 6.1944 findet sich eine Schilderung der Situation: „Was mich immer wieder erstaunt, ist die einerseits ablehnende Haltung vieler Direktoren gegenüber Sterbehilfe, andererseits die selbstverständliche Billigung der verminderten Ernährung unheilbarer Geisteskranker, die in manchen Anstalten wirklich unschöne Formen zeigt. Man lehnt es ab, dem Patienten die Leiden zu verkürzen durch Darreichung von Medikamenten und ist aber absolut damit einverstanden, daß der Patient wirklich hungert und eines Tages den Weg geht, dem man ihm durch eine kleine Hilfe hätte erleichtern können."[55]

3.1.3.2 Die Aktion „Brandt"

Der Begriff „Aktion Brandt" wurde in doppelter Bedeutung verwandt. Zuerst verstand man eine Verwaltungs- und Bauaktion darunter, die den erweiterten Bedarf an Krankenhausbetten unter den Kriegsbedingungen absichern sollte. Später wurde die Bezeichnung für Verlegungen von psychisch Kranken im Rahmen dieser Bettengewinnung verwandt.

Diese erneuten groß angelegten Deportationen von Patienten der Heilanstalten setzten Ende 1942 ein.[56] In einer Umfrage über die Benutzung von Heilanstalten als Ausweichkrankenhäuser wurde den zuständigen Behörden im August 1942 folgende Frage gestellt: „Wieviel Geisteskranke können in Katastrophenfällen durch Herrichtung von Notlagern in heizbaren Gängen, Gemeinschaftsräumen und in den Kapellen der Anstalten noch zusätzlich aufgenommen werden?"[57]

Die als Hilfskrankenhäuser benötigten Anstalten sollten erst im Bedarfsfall geräumt werden, um einer erneuten Zweckentfremdung von Anstaltsbetten vorzubeugen. Die Überstellung der obdachlos gewordenen Kranken aus den zu räumenden Anstalten in die zu schaffenden Ausweichanstalten wurde vom Reichsbeauftragten für die Heil-und Pflegeanstalten, Herbert Linden, innerhalb kürzester Frist zugesichert. Als erste Anstalten wurden die Anstalten des Rheinlandes geräumt. Die Heilanstaltsbewohner wurden ohne Auswahl deportiert, bevorzugt in Anstalten, die durch hohe Sterberaten über entsprechende Kapazitäten verfügten, wie zum Beispiel Meseritz-Obrawalde und Hadamar.[58] Durch diese erneuten Verlegungen waren die wenigen verbliebenen Anstalten so überfüllt, daß die Aufstellung von Doppelbetten und die Errichtung von Baracken notwendig wurden. In einem Bericht an Prof. Nitsche vom 30. 6.1944 findet sich die Angabe: ,,Was die Doppelbetten- und Barackenaufstellung anbelangt, habe ich bisher bei allen Anstaltsleitern ... volles Verständnis gefunden. ... Man ist überall bereit, die Abteilungen vollzupfropfen und gewisse psychiatrische Prätensionen hintanzustellen."[59]

3.1.3.3 Andere, durch die T4-Zentrale gesteuerte Aktionen

Es wurden auch Aktionen zentral von der T4-Zentrale gesteuert, die nicht mehr ausschließlich psychisch kranke Menschen erfaßten. So wurde die ,,Aktion 14f13" zur Tötung jüdischer, kranker, arbeitsunfähiger und mißliebiger KZ-Häftlinge weiterhin von der T4-Organisation geführt. Personal der T4-Organisation ging aber auch in die großen Vernichtungslager im besetzten Polen, und die an psychisch Kranken erprobten Mordmethoden wurden dort in noch unbegreiflicherem Ausmaß angewendet.[60]

3.1.4 „Euthanasie" an besonderen Patientengruppen

3.1.4.1 ,,Euthanasie" an jüdischen Patienten

Im Schicksal der jüdischen Patienten der Heilanstalten überlagerten sich ,,Euthanasie" und der Völkermord an den Juden.

Die jüdischen Patienten wurden anfangs in der T4-Fragebogenaktion erfaßt und es ist auch gesichert, daß jüdische Patienten in den ,,Tötungsanstalten" der ,,Aktion T4" wie Brandenburg und Grafeneck umgebracht wurden. Der Sterbeort wurde gefälscht, die Todesnachrichten kamen aus dem besetzten Polen. Grund für die Fälschung war, daß die ,,Euthanasieverantwortlichen" die Einbeziehung von jüdischen Patienten in die ,,Aktion T4" verschleiern wollten, der ,,Gnadentod" sollte vorerst nur deutschen Patienten vorbehalten sein, die Durchführung der ,,Aktion T4" wurde aber auch für deutsche Patienten verheimlicht.

Im Sommer 1940 wurde durch das Reichsinnenministerium angeordnet, jüdische Patienten ohne Beurteilung durch die Fragebögen in bestimmten Anstalten zu konzentrieren. Aus diesen Anstalten erfolgte bald darauf der Abtransport durch die Gekrat in den Tod. Ab Oktober 1941 wurden jüdische Patienten zusammen mit anderen jüdischen Menschen in die Vernichtungslager deportiert.

Nach Friedländer war die Entscheidung, alle jüdische Anstaltspatienten ohne ärztliche, wenn auch nur scheinbare, Begutachtung zu töten, auf höchster

Ebene, wahrscheinlich durch Hitler selbst, gefallen. Mit dieser Entscheidung sei im Sommer 1940 bereits die „Endlösung" von 1941 angedeutet, wenn nicht sogar festgeschrieben gewesen.[61]

3.1.4.2 Die Krankenmordaktion an polnischen und sowjetischen Zwangsarbeitern

Bis Mitte des Jahres 1942 wurden kranke Zwangsarbeiter aus Osteuropa wieder in die Heimat abgeschoben, um die entsprechenden Behandlungskosten zu sparen. Da aber auch in den psychiatrischen Anstalten Polens und der Sowjetunion Massenmorde durch deutsche Sonderkommandos und in den verbliebenen Anstalten katastrophale Ernährungsbedingungen bekannt sind, ist das Schicksal dieser Kranken unbestimmt. In die „Aktion T4" sollten anfangs nur „Reichsdeutsche" einbezogen werden.

Später, ab Herbst 1942, wurden ausländische psychisch Kranke mit in die Krankenmordaktion in Deutschland einbezogen. Um eine weitere Destabilisierung der sozialen Situation in den östlichen Gebieten zu vermeiden, wurden ab Mai 1943 die Rückführungen von kranken Arbeitern untersagt. Die Zwangsarbeiter wurden jetzt in Verantwortung der T4-Zentrale in Tötungseinrichtungen überführt. Ab Mitte 1944 wurden „Sammelstellen" für psychisch kranke Zwangsarbeiter aus Polen und der Sowjetunion eingerichtet, von denen aus die Kranken in Tötungsanstalten kamen. Die Zentralverrechnungsstelle für Heil- und Pflegeanstalten verrechnete dann die Kosten für die Beerdigungen mit den entsprechenden Arbeitsämtern.[62]

3.1.4.3 Die Aktion „Vernichtung durch Arbeit" an gerichtlich eingewiesenen Patienten

Am 16.10.1933 wurde das „Gesetz gegen gefährliche Gewohnheitsverbrecher und über die Maßregeln zur Sicherung und Besserung" von den Nationalsozialisten verabschiedet. Danach wurde eine direkte staatsanwaltliche Einweisung in die psychiatrische Anstalt nach § 42 b möglich und die „verminderte Zurechnungsfähigkeit" wurde eingeführt. Drastischere Maßnahmen gegen psychisch kranke Straftäter (z.B. Kastration von Sittlichkeitsverbrechern, Arbeitshaus und Sicherungsverwahrung) wurden gesetzlich legitimiert. Dieses Gesetz ließ die entsprechenden Patientenzahlen in den Anstalten hochschnellen.[63]

Der Begriff „Aktion: Vernichtung durch Arbeit" wurde von Goebbels geprägt. Seit Oktober 1942 wurden „Gewohnheitsverbrecher", asoziale, jüdische, polnische und russische Gefangene aus den Gefängnissen in Konzentrationslager gebracht. Am 2.7.1943 wurde beschlossen, auch psychisch kranke Straftäter der „Vernichtung durch Arbeit" in den Konzentrationslagern zuzuführen.[64]

Am 8.8.1943 ordnete Linden mit folgendem Wortlaut die Heilanstalten an, psychisch kranke Straftäter den Polizeibehörden, und damit an die Konzentrationslager, zu übergeben: „Die Polizei hat sich bereit erklärt, Personen, die gemäß § 42 b StGB in Heil- und Pflegeanstalten untergebracht sind, zu übernehmen ... Da die restlose Ausnutzung dieser Möglichkeit zweifellos erheblich dazu beitragen kann, die Anstalten von unerwünschten und störenden Elementen zu säubern, ersuche ich, der Angelegenheit ein besonderes Augenmerk zuzuwenden ... Bei der wegen der Räumungsaktionen in den Anstalten herrschenden Bettennot ist von dieser Gelegenheit zur Gewinnung freier Betten weitgehend Gebrauch zu machen."[65]

Jedoch war der Gedanke, psychisch Kranke statt in Heilanstalten in Konzentrationslagern unterzubringen, nicht ganz neu. In einem Merkblatt über die Behandlung der T4-Fragebögen durch die entsprechenden Gutachter vom 10.10.1942 findet sich der Hinweis: „ ‚KZ' bedeutet, daß es von dem begutachtenden Arzt anheimgestellt wird, diesen Kranken einem KZ zuzuführen."[66]

3.2 Die Abtransporte von Patienten der Ueckermünder Heilanstalt in der Zeit 1939 bis 1942 im Rahmen der Krankenmordaktion

3.2.1 Der frühe Beginn der Patientenmorde in Pommern unabhängig von der „Aktion T4"

3.2.1.1 Die Transporte von Kranken nach Piasnica bei Neustadt

Die Massenmorde an Kranken begannen in Pommern früher als im übrigen Deutschland und verliefen anfangs nicht im Rahmen der „Aktion T4". Etwa 1300 Kranke aus Pommern wurden im Herbst 1939 von der Danziger SS im Wald bei Piasnica auf besetztem polnischen Territorium erschossen.

Franz Schwede-Coburg, Gauleiter der NSDAP, Oberpräsident und Reichsverteidigungskommissar der preußischen Provinz Pommern, spielte eine bedeutende persönliche Rolle bei den ersten Patientenmorden.

Er wurde am 5. 3.1888 in Drawöhnen/Kreis Memel geboren und starb am 9.10.1960 in Coburg[67]. Am 14.10.1922 erlebte Schwede in der Stadt Coburg einen Auftritt Adolf Hitlers und wurde sofort sein Anhänger. Als Mitbegründer der Ortsgruppe der NSDAP in Coburg wurde er 1923 ihr Ortsgruppenführer. 1925 wurde Schwede Mitglied des Stadtrates in Coburg und in den Folgejahren ein enger Parteifreund Adolf Hitlers. 1928 beantragte Schwede als Fraktionsvorsitzender der NSDAP ein Volksbegehren zur Auflösung des Stadtrates. An-

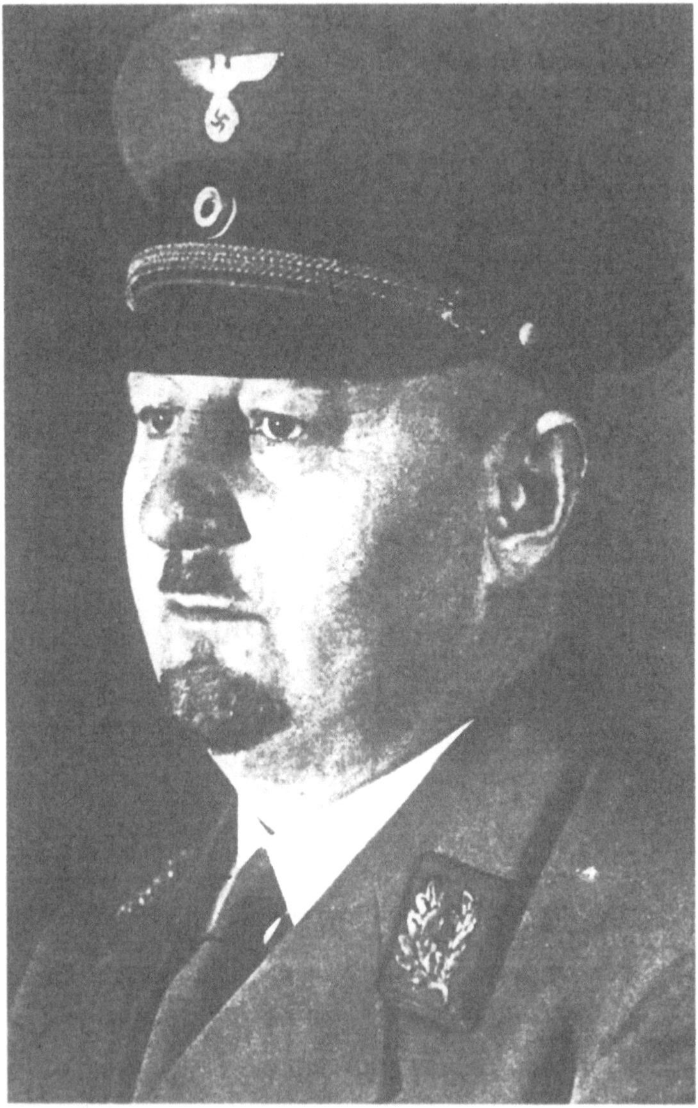

Franz Schwede-Coburg
(1888-1960), Oberpräsident und Gauleiter
der preußischen Provinz Pommern
von 1934 bis 1945

Foto: Josef Herber, *in:* Gaede, H.: Schwede-Coburg, Berlin 1939

laß war der Streit zwischen Schwede und einem jüdischen Geschäftsmann aus Coburg. Das Volksbegehren entschied sich für die Auflösung und in der anschließenden Wahl 1929 erhielt die NSDAP 13 von 25 Stadtratsitzen. Damit war Coburg die erste nationalsozialistisch regierte Stadt Deutschlands.[68] 1931 wurde Schwede Oberbürgermeister von Coburg. Hitler verlieh ihm den Namenszusatz Coburg. Auf Befehl Hitlers wurde Schwede am 21.7.1934 Gauleiter und Oberpräsident von Pommern[69], nachdem der alte Gauleiter Karpenstein im Oktober 1934 von der Gestapo im Rahmen der „Parteisäuberung" nach dem Röhm-Putsch verhaftet wurde.[70] Hitler suchte für Pommern, wegen der Lage an der Ostgrenze, der wirtschaftlichen Rückständigkeit und dem Ansehensverlust, den die NSDAP auf Grund des Wütens der SA in der ersten Zeit der nationalsozialistischen Herrschaft in Pommern hatte, einen in seinem Sinne besonders zuverlässigen Mann. Am 19.6.1938 sagte Hitler über Schwede: „So werden wir immer mehr dem sozialen Deutschland nachstreben und es zu verwirklichen suchen. Und ich weiß, Gauleiter Schwede-Coburg, daß Sie auf diesem Gebiet ein hervorragender Meister sind."[71] Das hier beschworene soziale Deutschland wird im Zusammenhang mit dem Massenmord an Kranken, der auf ganz persönliche Entscheidungen von Schwede in Pommern zurückgeht, besonders makaber.

Im September 1939 wurde Schwede-Coburg ebenfalls Reichsverteidigungskommissar von Pommern. Die Personalunion von Gauleiter, Oberpräsident und Reichsverteidigungskommissar war während des Nationalsozialismus üblich. Sie bedeutete eine extreme Machtkonzentration in einer einzigen Person und führte zur Verquickung von Partei- und Staatsaufgaben.[72] Nur durch diese Machtkonzentration und die jahrelange enge Verbindung zu Hitler ist erklärbar, daß in Pommern viele Entscheidungen, gerade die Psychiatrie betreffend, derart eigenmächtig behandelt wurden und die Krankenmordaktion unabhängig von der „Aktion T4" bereits 1939 begann.

1951 wurde Schwede-Coburg wegen Körperverletzung im Amt und Mißhandlungen von Häftlingen zu einem Jahr Gefängnis verurteilt.[73] Nach anderer Quelle wurde Schwede-Coburg von einem englischen Spruchgericht zu 9 Jahren Zuchthaus verurteilt.[73a]

Der Leiter des SS-Oberabschnitts „Ostsee" und spätere Landeshauptmann und Stellvertreter Schwede-Coburgs, Emil Mazuw, sagte aus: „Schwede-Coburg war gerade von der polnischen Front gekommen, und er erklärte mir, in Polen gäbe es so schöne Geisteskrankenanstalten. Er erörterte den Gedanken, die polnischen Anstalten freizumachen. Unausgesprochen lag in der Luft, daß diese Polen getötet werden sollten. Die dadurch freiwerdenden Anstalten sollten mit Kranken aus den pommerschen Anstalten aufgefüllt werden. ... Als ich meine Bedenken anmeldete, daß das doch alles nicht so reibungslos ginge, meinte er, indem er das Gespräch abschnitt, dem Sinne nach, daß die Kranken, nunmehr waren auch die aus den pommerschen Anstalten gemeint, es doch besser bekämen, als sie es vorher gehabt hätten. Für mich war damals klar, daß er den Aufenthalt der Kranken im Himmel meinte. Kurze Zeit später kam Schwede von einer Besprechung aus Berlin zurück. Er erklärte mir, er habe mit Himmler gesprochen. Er habe Himmler die Anstalt in Stralsund als Kaserne angeboten, die solle schleunigst geräumt werden. Ich solle ihm einen für die Räumung geeigneten Mann stellen. Ich erklärte ihm darauf, daß ich von Himmler noch keine Anweisung hätte. Er meinte darauf, etwas Schriftliches würde von dort kaum kommen."[74]

Als Grund für die fragliche schriftliche Anweisung gab Schwede-Coburg an, daß Himmler dann die Zustimmung Fricks und Hitlers nachträglich einholen müsse.[75] Schwede wies Mazuw auf die Geheimhaltung hin und erklärte, „es handle sich zunächst um eine Sache, die er auf seine Kappe nehme".[76] Bei einem späteren Gespräch zwischen Mazuw und Himmler lobte Himmler die Aktivität Schwede-Coburgs und erklärte, er werde in nächster Zeit in der Frage der pommerschen Heilanstalten weitere Schritte unternehmen.[77]

In diesen Aussagen wird deutlich, daß das Bestreben, Kranke aus Pommern zu töten und die Heilanstalt Stralsund an die SS zu verpachten, von regionaler Ebene ausging und, von Himmler gebilligt, auch in regionaler Verantwortung organisiert wurde. Daß bei angemeldetem Raumbedarf durch die SS selbstverständlich auf die Heilanstalten zurückgegriffen wurde, ist durch die Wirkungsgeschichte der Rassenhygiene zu erklären. 1939 war die „Minderwertigkeit" von psychisch kranken und geistig behinderten Menschen bereits tief im Denken verwurzelt.

Das folgende Schema soll die Verantwortlichkeiten und Hierarchie in der damaligen Provinzialverwaltung Stettin verdeutlichen:[78]

Funktion	**Name**
1. Oberpräsident, Gauleiter, Reichsverteidigungskommissar	Franz Schwede-Coburg
2. Landeshauptmann und Stellvertreter des Oberpräsidenten	Robert Schulz bis Sept. 1939, danach Emil Mazuw
3. Erster Landesrat und ständiger Vertreter des Landeshauptmanns	Manfred Schultze-Plotzius
4. Leiter der Abteilung 3 beim Oberpräsidenten	Kurt Drews ab Sept.1939, kurz danach abgelöst von Fritz Huber
5. Referat für Krankenanstalten, einschließlich Irrenanstalten in der Abteilung 3	Prömmel bis Mitte 1939, danach Knüppel

Den Kontakt von der Stettiner Verwaltung zur SS nach Danzig stellte Emil Mazuw her. 1900 geboren, trat er 1930 in die SS ein. 1934 wurde Mazuw Führer des SS-Abschnittes Stettin, ab 1939 war er SS-Gruppenführer des SS-Oberabschnittes „Ostsee“. Als Nachfolger von Robert Schulz, der als Landeshauptmann nach Posen ging, wurde er Landeshauptmann in Stettin.

Als Zeuge im Eimann-Prozeß sagte er aus: „Mir ist dunkel in Erinnerung, daß ich kurze Zeit später von Schwede-Coburg den Auftrag erhalten habe, bei einer Reise nach Danzig mit dem höheren SS- und Polizeiführer Hildebrandt die Frage der Transporte der Geisteskranken in den Raum Danzig zu besprechen. Dieses Gespräch in Danzig hat stattgefunden. Offiziell wurde bei dieser Unterhaltung von der Erschießung der Geisteskranken nicht gesprochen. Das lag jedoch in der Luft ... Wiederum einige Zeit danach hörte ich von einem meiner Männer, der im Raume Danzig zu Hause war, daß in seiner Heimat die Spatzen von den Dächern pfiffen, daß dort Geisteskranke erschossen werden. Ich ließ mir die Gegend beschreiben und fuhr dorthin ... Ich sah auf einer Lichtung, wie alte Menschen, offenbar Geisteskranke, von SS-Leuten weggeführt wurden und habe auch Schüsse gehört. Ich hatte daraufhin keine Meinung mehr, mir die Sache näher anzusehen und bin wieder fort gefahren. Es war auf jeden Fall zu dieser Zeit kalt und ungemütlich.“[79]

Die Kranken aus Pommern wurden im Herbst 1939 unter dem Kommando von SS-Sturmbannführer Eimann erschossen. Kurt Eimann wurde am 25.6.1969 durch das Landesgericht Hannover zu vier Jahren Zuchthaus verurteilt.[80]

Eimann unterstand dem Gauleiter von Danzig-Westpreußen Forster.[81] Laut Hefelmann, einem der Hauptverantwortlichen der „Aktion T4“, hatte der Gauleiter Forster 1939 eine wilde Euthanasieaktion begonnen, die, als sie dem Leiter der Kanzlei des Führers der NSDAP und mit der „Aktion T4“ betrauten Bouhler bekannt geworden war, von diesem untersagt wurde. Hefelmann vermutete mehr als 20 Jahre später als Zeuge in dem Verfahren gegen Eimann, daß damit die Tötung der Kranken aus Pommern gemeint gewesen sein könnte, von der er direkt nichts wußte. Hefelmann konnte sich an keinen norddeutschen Vertreter bei den Vorbesprechungen zur „Aktion T4“ im Sommer 1939 erinnern. Die ersten Morde der „Aktion T4“ erfolgten nach Hefelmann 1940 in Grafeneck.[82]

Nach den Angaben einer Oberpflegerin aus Lauenburg seien die Transporte nach Danzig ganz plötzlich eingestellt worden, es habe geheißen, der Gauleiter von Danzig dulde diese Transporte nicht mehr.[83]

Der Generalstaatsanwalt Frankfurt/Main bestätigte aus dem Verfahren gegen Heyde, daß die „Aktion T4“ an der Erschießung der Kranken aus Pommern nicht beteiligt war.[84]

Die getöteten Patienten kamen aus den Anstalten Ueckermünde, Lauenburg, Treptow an der Rega und Stralsund.[85] Diese Tötungsaktion leitete die Räumung der pommerschen Anstalten ein. Stralsund wurde Ende Dezember 1939 und Lauenburg am 1.3.1940 an die SS verpachtet.[86] Treptow an der Rega wurde im Herbst 1941 zum Lazarett.[87]

Um die Situation in Pommern zu verdeutlichen und die Bedeutung der Heilanstalt Ueckermünde während der Zeit des Krieges in dieser Region einzuordnen, sei auch die Anstalt der Inneren Mission Kückenmühle erwähnt. In der mutigen Denkschrift Pastor Braunes an Hitler vom 9.7.1940 finden sich dazu folgende Angaben: „Ende Mai dieses Jahres wurden die bekannten Kückenmühler Anstalten bei Stettin mit insgesamt 1500 Geisteskranken, Epileptikern, Psychopathen und Schwachsinnigen vom Gauleiter der Provinz Pommern[88] beschlagnamt. Der Vorstand wurde aufgelöst und unmittelbar darauf setzte die gewaltsame Verlegung der Kranken ein. In 14 Tagen wurden rd. 750 Patienten in großen Omnibussen abtransportiert, heute sind schon 1300 verlegt ... nach dem Wartheland, nach Meseritz, aber auch nach Grafeneck." [89]

Ueckermünde war die einzige ursprüngliche große psychiatrische Anstalt Pommerns, die während des Krieges überlebte. Dazu kam die Heilanstalt Meseritz-Obrawalde, vormals Grenzmark Posen/Westpreußen, die 1939 dem Provinzialverband Pommern unterstellt worden war. Im Haushaltsplan des Jahres 1940 der Provinzialverwaltung Pommern finden sich dazu folgende Angaben: „In Meseritz-Obrawalde befanden sich außer einer Heilanstalt eine orthopädische Abteilung, eine Lungenheilstätte, eine Entbindungsstation und eine Frauenklinik. Für die Aufrechterhaltung dieser Sonderabteilungen lag nach der Vereinigung der Grenzmark-Posen-Westpreußen mit der Provinz Pommern kein Bedürfnis mehr vor. Nachdem sich in Verhandlungen mit der Stadt Berlin die Gelegenheit geboten hatte, die Anstalt mit Geisteskranken aus Berlin vollzubelegen, ist sie jetzt eine reine Heilanstalt für Geisteskranke geworden."[90] Bemerkenswert ist, daß der Provinzialverband trotz Schließung zweier Anstalten keinen Eigenbettenbedarf angab. Meseritz-Obrawalde wurde 1942 eine der größten Tötungsanstalten für psychisch Kranke, die Angaben der Krankenmorde reichen bis zu 18 000 Patienten.[91]

Nach der Anordnung Schwede-Coburgs zur Tötung der Patienten erfolgten auch die ersten beiden Abtransporte von insgesamt 139 Kranken aus Ueckermünde am 23.11.1939 und am 30.11.1939.[92]

Dr. Banse, Direktor der Landesheilanstalt Ueckermünde von 1938 bis Sommer 1940, erinnerte sich nach 20 Jahren nur recht undeutlich an die Patiententransporte Richtung Osten: Wegen der Frage der Kostenträger seien Meldungen über unheilbar und heilbare Geisteskranke schon immer zur Provinzialverwaltung nach Stettin gegangen.[93] Durch den Landeshauptmann in Stettin sei die Anstaltsleitung davon informiert worden, daß die und die Kranken abgeholt und in sogenannte überflüssige Anstalten überführt werden würden. Er hätte die

Verlegung der namentlich aufgeführten Pfleglinge nur geschehen lassen können, denn „dieser Anordnung war selbstverständlich Folge zu leisten.“[94]

Eine ehemalige Verwaltungsangestellte bestätigte Patiententransporte nach Neustadt bei Danzig und später nach Kosten. „Von den Anstalten Neustadt und Kosten ist meiner Einschätzung nach keine Weiterleitung erfolgt. Dort müssen die Geisteskranken getötet worden sein.“[95]

Die Vorgänge um den Abtransport der ersten Patienten werden sich in den vier Anstalten zumindest teilweise gedeckt haben.

Der ehemalige Abteilungsleiter Fritz Hube der Provinzialverwaltung, dem auch die Anstalten unterstanden, gab an, daß diese ersten Transporte von den jeweiligen Ärzten nach bestimmten Grundsätzen zusammengestellt worden wären. Es hätte dazu und auch zur Räumung der Anstalten keine schriftliche Anweisung aus Stettin gegeben.[96]

Schwede-Coburg hatte angeordnet, die „übelsten Kranken“ auszusuchen. Landesrat Drews rief den Direktor der Stralsunder Anstalt an, gab die Anweisung Schwede-Coburgs weiter und wies an, so und so viele Patienten zum Transport nach Westpreußen zusammenzustellen.[97]

Dr. Lüddecke aus Treptow bestätigte, die Kranken nicht namentlich sondern nur zahlenmäßig genannt bekommen zu haben. Die Anweisung zur Durchführung der Transporte könne nur von zwei Dienststellen gekommen sein, entweder von der Gemeinnützigen Krankentransportgesellschaft oder von der Dienststelle des Landeshauptmanns in Stettin. Die Abteilungsärzte hätten die Patienten ausgesucht, die aus dem Korridorgebiet stammten oder nicht mehr arbeitsfähig waren.[98]

Dr. Renfranz aus Lauenburg gab an, daß dort ein Schreiben, wahrscheinlich aus Stettin verlesen wurde, wonach die Kranken listenmäßig erfaßt werden sollten.[99]

Dr. Lauterwald, bis Ende 1939 in Lauenburg, ab 2.7.1940 in Ueckermünde tätig, berichtete, die Kranken aus Lauenburg waren reisefähig, nicht bettlägerig, es wurden die unliebsamsten Kranken genommen.

Dr. Lauterwald begleitete mit hoher Wahrscheinlichkeit alle Patiententransporte, die aus den pommerschen Anstalten zur Vernichtung nach Neustadt kamen.[100] Er wurde von Dr. Lüddecke als der Arzt geschildert, der das größte Vertrauen Schwede-Coburgs besaß.[101] Lauterwald scheint bei den ersten Patientenmorden eine besondere Rolle gespielt zu haben:

1909 geboren, trat Lauterwald 1930 in die NSDAP ein und war ab 1931 in der allgemeinen SS. 1934 lernte er Fritz Hube kennen, damals Kreisleiter der NSDAP in Greifswald. Am 31.8.1939 zum Wehrdienst einberufen, wurde Lauterwald am 10. oder 12. Oktober bereits wieder entlassen und sollte sofort zu seiner Arbeitsstelle in Lauenburg zurückkehren. Bald darauf kam eine Abordnung nach Lauenburg, Fritz Hube war dabei, und teilte mit, daß Lauenburg zur

Schaffung von Lazarettraum und Truppenunterkünften geräumt werden sollte. Für den Abtransport der Patienten nach Neustadt wurde ein Begleiter gesucht. Lauterwald hatte den Eindruck, daß er eigens für diese Aufgabe von der Truppe freigestellt worden war und meldete sich freiwillig. Er hätte von der Tötung der Patienten nichts geahnt und wußte, daß die Anstalt in Neustadt bereits von Patienten geräumt war. Die Transporte, die Lauterwald begleitete, kamen aus den anderen pommerschen Anstalten mit eigenem Personal nach Lauenburg und wurden von dort durch Lauterwald und als Pflegepersonal getarnten SS-Leuten mit dem Zug nach Neustadt gebracht. Dort wurden die Kranken von Angehörigen des SS-Sturmbanns Eimann in Empfang genommen und auf LKWs verladen. Ein Versuch Lauterwalds, weiterhin mitzufahren, wurde ihm verwehrt. Als die Insassen des „Festen Hauses" aus Stralsund in Neustadt ankamen, wurden sie auf dem Güterbahnhof verladen und der Waggon von einem Kordon SS-Leuten umstellt. Der Ton sei sehr rauh gewesen, Lauterwald vermutete ab diesem Zeitpunkt, daß mit den Kranken nicht korrekt verfahren würde. Lauterwald gab an, die ersten Transporte im letzten Oktoberdrittel begleitet zu haben, insgesamt seien es je 2 Transporte zu je 100 Patienten aus Lauenburg, Stralsund , Treptow an der Rega und Ueckermünde gewesen. Nach Aussage Lauterwalds organisierte Fritz Hube von der Provinzialverwaltung Stettin alle Patiententransporte nach Neustadt, Lauterwald sei deshalb auch mit Hube in anderen Anstalten gewesen.[102]

Das Begleitpersonal aus den einzelnen Anstalten schöpfte eher Verdacht.

Eine Krankenschwester aus Lauenburg war erschüttert und betrachtete es als Sensation, daß die SS diese Transporte durchführte. Auch Dr. Lauterwald trug SS-Uniform. Sie hätte von sich aus angenommen, daß man diese Patienten töten würde. „Wie und wo konnte ich nicht einmal denken, weil es so entsetzlich war."[103]

Einer Oberpflegerin aus Lauenburg war sofort aufgefallen, daß die Krankengeschichten und das persönliche Eigentum der Patienten nicht mitgegeben werden durften. Das Pflegepersonal gab den abtransportierten Kranken vorgeschriebene Karten mit, um eine Nachricht zu erwirken. Es ist nie eine Antwort gekommen.

Die Lauenburger Oberin hatte beim ersten Transport einem der Begleitmänner vorgehalten, daß sie doch keinen Frauentransport begleiten könnten. Der Mann erklärte ihr, daß ginge sie nichts an, sie solle verschwinden, der Fall sei erledigt. Es wurde bald unter dem Lauenburger Personal geflüstert, daß die Kranken bei Neustadt erschossen wurden.[104]

In den Ueckermünder Aufnahmebüchern sind am 23. November 1939 93 und am 30. November 1939 46 Patienten mit dem Wortlaut „ungeheilt in den Warthegau" oder „ungeheilt in eine westpreußische Anstalt verlegt" ausgetragen. Es gibt eine Originalliste der Transporte für männliche Patienten, in der die gleichen Namen unter Transport nach Neustadt aufgeführt sind.

Nach den Angaben in den Ueckermünder Aufnahmebüchern lassen sich die Patienten, die am 30. November nach Neustadt verlegt worden sind und dort erschossen wurden, folgendermaßen beschreiben:

Von den 46 Patienten sind 44 , 21 Frauen und 23 Männer, in den Aufnahmebüchern namentlich nachweisbar. Sie waren im Alter von 15 bis 62 Jahren, das Durchschnittsalter betrug 37,3 Jahre. Die Aufenthaltsdauer reichte von wenigen Wochen bis zu 18 Jahren, durchschnittlich betrug sie 5,8 Jahre. Neun Patienten befanden sich 12 Jahre und länger in der Anstalt.

Folgende Diagnosen fanden sich bei den Patienten:

Diagnosengruppen	**Zahl der Patienten**
1. Schizophrenie, Katatonie, Hebephrenie, Dementia paranoidea	21
2. Idiotie, Idiotie mit Taubstummheit, Idiotie mit Epilepsie, angeborener Schwachsinn	19
3. Epilepsie	1
4. Progressive Paralyse	1
5. Psychopathie	1

Es zeigt sich, daß vor allem Patienten mit einer längeren Aufenthaltsdauer und den Diagnosegruppen Schizophrenie und Schwachsinn ausgewählt wurden. Zu beachten ist, daß bei der Aufenthaltsdauer Voraufenthalte in anderen Anstalten nicht berücksichtigt worden sind.

Nach Walter ließen sich zwei Patientengruppen, die den Krankentötungen zum Opfer fielen, unterscheiden. Die eine Gruppe war gekennzeichnet durch ein mittleres Lebensalter von 30 bis 50 Jahren, einen erhöhten Anteil der Schizophrenie-Diagnose, eine Aufenthaltszeit bis zu 15 Jahren und durch den Familienstand „ledig". Die andere Gruppe jedoch war charakterisiert durch einen noch kurzen Aufenthalt in der Anstalt. Bei ihr war nach Walter das entscheidende Kriterium die lange Aufenthaltszeit, die diese Patienten nach dem Stichtag noch vor sich hatten.[105] Die Berücksichtigung der prognostischen Aufenthaltsdauer scheint eine Erklärung dafür zu sein, daß Patienten mit kurzen Aufenthaltsdauern in diese ersten Abtransporte einbezogen wurden. Zu vermuten ist bei der Diagnose Psychopathie weiterhin, daß auch sozial nicht angepaßte, „schwierige" Patienten ausgewählt wurden.

Diese Ueckermünder Patienten sind zusammen mit den Patienten anderer pommerscher Anstalten die ersten Opfer des Massenmordes unter den deutschen Kranken.

Die folgende Tabelle ist eine Zusammenstellung der bisher nachweisbaren Patiententransporte aus pommerschen Anstalten nach Neustadt. Die Zahlenangaben erfolgen zum einen nach der Anklageschrift im Eimannprozeß[106], zum anderen nach aktuellen Korrekturen entsprechend der Aufnahmebücher der Anstalten.[107]

Transportdatum	**Patientenzahl**		**Herkunftsanstalt**
	nach Prozeß	nach Korrektur	
14.11.1939	28	71	Lauenburg
17.11.1939	100	114	Stralsund
20.11.1939	100	120	Stralsund
22.11.1939	95	102	Treptow/Rega
	86	75	Lauenburg
23.11.1939	62	93	Ueckermünde
24.11.1939	49	57	Treptow/Rega
28.11.1939	77	60	Lauenburg
	137	138	Treptow/Rega
29.11.1939	100	111	Stralsund
30.11.1939	35	46	Ueckermünde
9.12.1939	171	-	Stralsund
11.12.1939	185	-	Stralsund
insgesamt:	**1225**	**987**	

Die nach Korrektur meist höheren Patientenzahlen sind z.B. für Ueckermünde darauf zurückzuführen, daß der Generalstaatsanwaltschaft der DDR Anfang der sechziger Jahre bei den Ermittlungen zum Eimann-Prozeß die Aufnahmebücher nicht vollständig vorlagen, sowie an einer sorgfältigeren Durchsicht der Unterlagen. Für Lauenburg fehlte bei der Korrektur das Frauen-Aufnahmebuch von vor 1928, möglicherweise lag dies dem Staatsanwalt bei seinen Ermittlungen vor.

Die Patienten der beiden letzten Transporte aus Stralsund wurden in den Lauenburger Aufnahmebüchern eingetragen[108], so daß eine Aufnahme in Lauenburg sicher ist. Diese Patienten sind nicht nach Neustadt transportiert worden und im Prozeß gegen Eimann fälschlicherweise berücksichtigt worden.

Am 9.1.1940 berichtete der Danziger SS-Führer Hildebrandt an Himmler, daß 1400 unheilbar Geisteskranke aus pommerschen Anstalten beseitigt worden wären.[109] Diese Zahl erscheint glaubwürdig, da sie in unmittelbarem Anschluß an die Patientenmorde von den Tätern angegeben worden ist. Im Haushaltsbericht der Provinzialverwaltung von Pommern wird 1940 von 2300 „verlegten" Patienten berichtet[110], in dieser Zahl sind die etwa 1000 nach Kosten abtransportierten Kranken mit eingerechnet, so daß die Zahlenangabe 1400 hier ebenfalls bestätigt wurde.

Die Differenz der ermittelten zu den angegebenen 1400 Patienten ist bisher nicht zu klären. Zu denken wäre an zusätzliche, bisher nicht bekannte Transporte aus anderen Anstalten, zumal es Zeugenangaben gibt, nach denen der erste Transport schon im Oktober 1939 gewesen sein soll.[111] Zu prüfen wäre, ob eventuell auch Kranke aus Kückenmühle nach Neustadt kamen, aus Kückenmühle sind 1939 450 Patienten verlegt worden.[112] In einer anderen Quelle findet sich die Aussage, daß Patienten sofort nach ihrer Ankunft in Kosten von dort nach Neustadt/Westpreußen weitertransportiert und erschossen worden sind.[113]

Die Krankenakten der Patienten sind nicht mit auf den Transport gegangen.[114] Bereits vor dem Kriegsausbruch wurde von Schwede-Coburg in Schneidemühl eine Dienststelle mit der Bezeichnung „Zentralstelle für Krankenverlegung" geschaffen, die anfänglich als Tarneinrichtung Spionagezwecken gedient haben soll. Im November übernahm Oberinspektor Grabowski, später Direktor der Tötungsanstalt Meseritz-Obrawalde, diese Dienststelle. Die Akten der pommerschen Kranken kamen zu Grabowski und er benachrichtigte die Angehörigen vom Tode der „verlegten" Kranken.[115]

Die Krankenakten wurden nach Aussage einer Oberpflegerin aus Lauenburg mit dem Vermerk: „übergeführt, wohin unbekannt" abgeschlossen.[116]

3.2.1.2 Die Patiententransporte nach Kosten/Koscian

Im Februar 1940 erfolgten die nächsten Deportationen von Ueckermünder Patienten nach Kosten in Posen oder im sogenannten Warthegau. Nicht nur an Ueckermünder Patienten, auch an Patienten anderer pommerscher Anstalten ist die Krankenmordaktion hier fortgesetzt worden.

In folgender Übersicht sind die nachweisbaren Transporte aus Pommern nach Kosten zusammengefaßt:

Transport	Patientenzahl	Ursprungsanstalt	Zielort nach Aufnahmebuch
25. 1.1940	143	Treptow/Rega	Posen
25. 1.1940	61	Lauenburg	Kosten
5. 2.1940	151	Ueckermünde	Kosten/Warthegau
5. 2.1940	14	Lauenburg	andere Anstalt Westpreußen
9. 2.1940	116	Ueckermünde	Kosten/Warthegau
27. 2 1940	100	Treptow/Rega	Posen
27. 2.1940	96	Ueckermünde	Kosten/Warthegau

Die niedrigen Patientenzahlen aus Lauenburg könnten auf die unvollständig erhaltenen Aufnahmebücher zurückzuführen sein.[118] In Zeugenaussagen wurden zwei Patiententransporte aus Lauenburg nach Kosten bestätigt.[119] Nach Zeugenaussagen wurden ebenfalls Patiententransporte aus Meseritz/Obrawalde nach Kosten/Posen bestätigt, das Datum dieser Transporte ist nicht genau bekannt.[120] In einem Bericht der „Aktion T4" findet sich die Angabe, daß Kosten 1940 mit 900 Betten für 10 Jahre an die Wehrmacht verpachtet wurde.[121]

Ein polnischer Pfleger gibt die Zahl der insgesamt in Kosten Ermordeten mit 600 polnischen und 1000 deutschen Patienten an.[122]

Nach Jaroszewski wurden in Kosten im Januar 1940 532 Patienten und im Februar bis März ca. 2750 Patienten umgebracht.[123]

Bevor die deutschen Patienten nach Kosten kamen, wurden in dieser Anstalt im Januar 1940 534 polnische Patienten von dem SS-Sonderkommando Lange mit Gaswagen ermordet.[124] Die in Kosten eingesetzten Wagen waren fahrbare Gaskammern. Nach dem „Euthanasieerlaß" Hitlers wurde das Kriminaltechnische Institut im Reichssicherheitshauptamt beauftragt, geeignete Tötungsverfahren zu erproben. Es wurde die Tötung mit Hilfe von Kohlenmonoxid vorgeschlagen und kam in den Euthanasieanstalten zur Anwendung.[125] Die fahrbaren Gaskammern arbeiteten nach dem gleichen Prinzip. In einen Hänger wurde mit Hilfe von Leitungen aus einer an der Zugmaschine angebrachten Stahlflasche Kohlenmonoxid eingeleitet.

Das Sonderkommando der SS stand unter der Leitung des SS-Sturmbannführers und Kriminalrats Herbert Lange. Den Gaswagen brachte Lange entweder vom Reichssicherheitshauptamt mit oder er ließ ihn in Zusammenarbeit mit diesem selbst herstellen.[126] Das Sonderkommando Lange hatte diese Gaswagen vermutlich zu erproben. Wegen der notwendigen Belieferung mit Gasflaschen und der Verlagerung der Mordaktionen weiter in den Osten „bewährten" sich diese fahrbaren Gaskammern nicht. Auf Anweisung Himmlers vom 16.8.1941 wurden später Fahrzeuge entwickelt, die mittels Auspuffgasen töteten.[127]

Die ersten Abtransporte von Patienten in diesen Wagen, die Möbelautos ähnelten und von denen einer die Aufschrift „Kaisers's Kaffeegeschäft" trug, sind für die Anstalt Dziekanka/Tiegenhof am 7.12.1939 belegt.[128]

Mit diesen Wagen wurde die gesamte Anstalt Koscian „leergemacht", dann kamen die ersten Transporte aus Lauenburg. „Auch diese Menschen wurden auf die gleiche Weise weggeschafft, das SS-Kommando von etwa 15 Mann schaffte das in zwei Tagen."[129]

Eine ehemalige Angestellte aus Ueckermünde bestätigte einen Transport nach Neustadt oder Kosten mit zwei Bussen, ein anderer Transport sei mit der Bahn erfolgt.[130] Die Patienten hätten Pflaster mit ihrem Namen auf dem Rücken gehabt, und es seien Kinder dabeigewesen.[131] Eine Bewohnerin Ueckermündes hatte ebenfalls, als es sehr kalt war, den Abtransport von Patienten nach Polen in zwei Bussen beobachtet.[132]

Der ehemalige Direktor der Anstalt Treptow/Rega, Dr. Franz Lüddecke, begleitete einen Patiententransport nach Kosten, nachdem eine Schwester, die polnisch sprechen konnte und einen früheren Transport begleitet hatte, zu ihm kam mit den Worten: „Herr Direktor, die Kranken werden alle umgebracht." Sie berichtete von einem Lieferfahrzeug mit der Aufschrift „Kaiser's-Kaffee-Geschäft". Auch der Direktor sah dann in Kosten dieses Fahrzeug und wurde von einem SS-Mann fortgeschickt.[133]

Aus Lauenburg wurden „unheilbar Geisteskranke" und Patienten verlegt, deren Angehörige mit der Verlegung einverstanden waren. Dr. Hans-Hermann Renfranz, der einen Transport von Lauenburger Patienten begleitete, fand auffällig, daß er in Kosten keinen Arzt sah und er die Kranken einem Inspektor und zwei Leuten von der Partei, unter ihnen der Kreisleiter von Greifenhagen, übergeben mußte. Dr. Renfranz traf den Kreisleiter später in der Anstalt Warta wieder, wo er „Scheingräber" für getötete Geisteskranke suchte.[134] Hauptamtlicher Kreisleiter der NSDAP in Greifenhagen war ab 1938 Walter Ferdinand Grabrowski[135], ein Name, der bei Krankenmorden in Pommern von 1939-1945 immer wieder auftaucht.

Das Lieferfahrzeug mit der Aufschrift „Kaiser's-Kaffee-Geschäft" lernte Dr. Renfranz erst nach Auflösung der Anstalt Lauenburg in Warta kennen. Dort erschien im März 1940 ein etwa aus 12 Mann bestehendes SS-Kommando unter einem Obersturmführer Lange, das über 200 Kranke ins Generalgouvernement mit dem Lieferwagen abtransportierte. Das Fahrzeug hatte eine Zugmaschine, auf die der eigentliche Wagen aufgebockt war. In diesen Wagen pferchte das Kommando jeweils 60 Kranke. Die Zeit zwischen den einzelnen Fahrten des Kommandos reichte nicht für eine Reise ins Generalgouvernement aus. Ein Mann des Kommandos suchte Dr. Renfranz auf, weil er „durchgedreht" war. „Er sagte mir, er höre ständig das Gas rauschen. Er sei nämlich der Mann, der den Gashebel auf und zu mache."[136]

Über den Beginn der Fragebogenaktion der „Aktion T4" in Pommern finden sich unterschiedliche Angaben.[137] Nach Dr. Renfranz sind die Kranken in Warta im März 1940 nach einer Liste des vorherigen Arztes, nicht nach den Fragebögen, die erst später eintrafen, zusammengestellt worden.[138] Nach Fremdaussagen erstellte Dr. Renfranz diese Liste in Zusammenarbeit mit seinem Vorgänger, Dr. Lemberger, einem Gutachter der „Aktion T4".[139] Dr. Lauterwald gab an, die Fragebögen erst in Ueckermünde, wo er seit 1.7.1940 arbeitete, kennengelernt zu haben.[140] Dr. Lüddecke hat die Fragebögen in Treptow/Rega bei Auflösung der Anstalt 1941 kennengelernt. Ein Herr aus Berlin hätte die Räumung der Anstalt bekanntgegeben, die Fragebögen sollten Grundlage sein, in welche Anstalten die Kranken verlegt werden sollten. Man hatte vor, „sozial nicht brauchbare Kranke" weiter nach Osten zu verlegen, wo man andere Anstalten freigemacht hatte. Dr. Lüddecke hätte die Fragebögen geprüft und unterschrieben, und sähe darin keine Schuld.[141] Das war ein Jahr nach seinem oben beschriebenen Erlebnis in Kosten.

In einer Bilanz der „Aktion T4" wurden bis zum 1.9.1941 insgesamt 70 273 „desinfizierte Personen" gezählt[142], die Krankenmorde an pommerschen Patienten in Westpreußen und im Warthegau sind in dieser Bilanz nicht erwähnt.

Nach einer Aussage des ehemaligen Landeshauptmanns in Stettin und Posen, Robert Schulz, sollen die „Transporte" des SS-Kommandos Lange mit der T4-Zentrale verrechnet worden sein.[143]

Die ersten Morde an pommerschen Kranken im Herbst 1939 und Frühjahr 1940 wurden von der SS , die Himmler unterstand, durchgeführt. Sie gehören zeitlich und organisatorisch zu den Massenmorden an Patienten, die nach dem Kriegsbeginn in polnischen Anstalten an polnischen Patienten begannen. Die T4-Organisation war zeitgleich im Entstehen, fühlte sich anfangs ausschließlich für deutsche Patienten zuständig.[144] Sie war zuerst nicht an diesen ersten Massenmorden in Neustadt und Kosten an deutschen Patienten beteiligt. Inwieweit sie sich später einschaltete zum Beispiel in finanziellen Fragen oder ob auch die Gekrat Patiententransporte übernahm, ist noch zu klären. Auch haben möglicherweise „T4" und die SS beim Einsatz der ersten fahrbaren Gaskammern eng zusammengearbeitet.

So waren Ende Februar 1940 bereits 502 Ueckermünder Patienten erschossen oder durch Gas getötet, noch bevor die Fragebögen der „Aktion T4" die Anstalt erreichten.

Im Amtsdeutsch der Stettiner Verwaltung hört sich der Mord an den pommerschen Kranken im Herbst 1939 und Februar 1940 so an: „Weitere und noch wichtigere Veränderungen ergaben sich insofern, als nach dem Abschluß des polnischen Feldzuges aus den pommerschen Anstalten über 2300 Geisteskranke außerhalb der Provinz untergebracht werden konnten. Dadurch wurde es möglich, die zurückgebliebenen Kranken in den drei Heilanstalten Ueckermünde, Treptow/Rega und Meseritz-Obrawalde zusammenzulegen und die Heilanstalten Stralsund und Lauenburg zu schließen ... Die durch die Schließung der beiden Anstalten erzielte Ersparnis beläuft sich für 1940 auf rund 350 000 RM."

3.2.2 Die Transporte von Ueckermünder Patienten nach Meseritz-Obrawalde

Am 25.4.1940, 13.11.1940 und am 20.8.1942 wurden insgesamt 195 Patienten aus Ueckermünde in die Anstalt Meseritz-Obrawalde verlegt. Bei dem Transport vom 13.11.1940 findet sich als Zielort in den Aufnahmebüchern die Angabe „ungeheilt in den Warthegau verlegt". In den vorhandenen Originaltransportlisten sind die männlichen Patienten dieses Transportes mit dem Zielort Obrawalde eingetragen. Die Frauen dieses Transportes sind in den Akten von Meseritz-Obrawalde bestätigt.[146]

Die Anstalt Meseritz-Obrawalde wurde erst nach dem sogenannten „Euthanasiestop" eine Tötungsanstalt. Die Geschichte dieser Anstalt vor 1942, dem Jahr, in dem die Patientenmorde innerhalb der Einrichtung begannen, ist nach Radzicki nur fragmentarisch bekannt.

Nach Radzicki begannen Abtransporte Obrawalder Patienten Ende 1939 und endeten Ende 1942. Die meisten Kranken wurden 1941 und 1942 deportiert, das heißt zu dem Zeitpunkt, als die Tötungen in den westlichen und zentralen Gebieten Deutschlands unterbrochen wurden. Die Patienten wurden nach „von oben" erarbeiteten Listen nach „Osten" ohne nähere Ortsangabe abtransportiert. Ab dem Moment des Abtransportes dieser Menschen aus Obrawalde verliert sich jede Spur. Es ist mit großer Wahrscheinlichkeit anzunehmen, daß diese Patienten ermordet wurden. Aus den Akten der psychiatrischen Anstalt Koscian/Kosten geht hervor, daß dort Transporte aus Obrawalde zum Zwecke der Tötung eintrafen. Auf diese Weise wurde „Platz geschaffen" für die vielen Patiententransporte, die aus allen Teilen Deutschlands besonders seit 1942 aber auch schon ab 1939 in Obrawalde eintrafen.[147]

Es existieren Verlegungslisten Obrawalder Patienten, die Transporte am 2.7.1941 und am 17. 9.1941 von Obrawalde nach Brandenburg/Görden belegen. Auf einer Liste findet sich folgender Wortlaut: „Abgabeanstalt: Altersheim (Mönchow) Kolberg-Stadtkreis. Am 17. Juli 1941 sind nachstehend benannte ... Frauen in die Landesheilanstalt Treptow (Rega) verlegt, am 1. August 1941 ds. Jahres in die Landesheilanstalt Meseritz-Obrawalde verlegt und vorgesehen für den Transport nach Görden (Havel)." Eine andere Liste aus Obrawalde weist 14 Frauen aus dem Altersheim Jestin aus, die ebenfalls über Treptow, Meseritz-Obrawalde nach Brandenburg verlegt werden sollten.[148] In einer Liste der T4-Zentrale, datiert vom 31. 8.1941 finden sich Mönchhof (Träger Stadt Kolberg) mit 63 Betten und 39 Fragebögen[149] und das Alters- und Siechenheim Jestin (Träger Kreis Kolberg) mit 80 Betten und 23 Fragebögen. Diese Angaben beweisen, daß nicht nur die pommerschen Heilanstalten, sondern auch die Altersheime von der „Euthanasie" erfaßt wurden. Die Altersheimbewohner wurden kurz vor der Auflösung der Anstalt Treptow dorthin verlegt. Die Verlegungslisten nach Görden belegen, daß von Meseritz-Obrawalde nicht nur Transporte Richtung Osten, sondern auch im Rahmen der „Aktion T4" mit höchstwahrscheinlicher Tötungsabsicht in zentralere Gebiete Deutschlands erfolgten, überraschenderweise zum Zeitpunkt des „Euthanasiestops", nach welchem die Patiententötungen vor allem im Osten, wie zum Beispiel in Meseritz-Obrawalde, und in den besetzten östlichen Gebieten fortgesetzt worden sind.[150] Erklärung hierfür könnte sein, daß der Transport vom 17.9.1941 bereits vor dem „Euthanasiestop" geplant war, außerdem belegen die Listen nicht, daß der Transport auch wirklich erfolgte.

Das Schicksal der am 25. April und am 13. November 1940 von Ueckermünde nach Meseritz-Obrawalde verlegten Patienten ist nicht vollständig nachzuvollziehen. In den Totenbüchern von Meseritz-Obrawalde, die unvollständig ab 1942 existieren, war keiner der Patienten namentlich nachzuweisen. Insgesamt überlebten nur etwa 1000 Patienten den Krieg in Obrawalde.[151] Die Zahlenangaben der in Meseritz-Obrawalde ermordeten Patienten bewegen sich zwischen 7 000 und 18 000.[152] Ein Überleben der Patienten dieser Transporte ist kaum anzunehmen.

Von einem Kind, Siegfried Erwin Rudolf St., 1932 geboren, am 13.11.1941 von Ueckermünde nach Meseritz-Obrawalde abtransportiert, fand sich in Ueckermünde eine Geburtsurkunde. Auf dieser war am 14.3.1963 durch das Standesamt Greifswald der Tod des Kindes unter Nummer 15/1941 Standesamt Schroda/Ost-Wartheland bestätigt worden. Auf Nachfrage beim Standesamt in Sroda/ Wojewodschaft Poznan ist dieses Kind dort unter der Nr. 15/1941 nicht verzeichnet. Möglicherweise handelt es sich bei dieser Angabe um ein „Scheinstandesamt". Bekannt ist, daß sich in der Nähe von Schroda, in Kosten, die „Zentralstelle für Krankenverlegungen" befand, wo die Krankenmorde im besetzten Polen nachträglich von Walter Grabrowski standesamtlich „in Ordnung" gebracht wurden.[153] Die Angabe Standesamt Schroda spricht für einen erneuten Abtransport von Obrawalde Richtung Osten, möglicherweise war das auch das Schicksal der übrigen Patienten aus Ueckermünde.

Im November 1941 kam Walter Grabrowski als Wirtschaftsdirektor und späterer Direktor nach Meseritz-Obrawalde.[154] Grabowski war in verschiedenen Funktionen von 1939 an für die Organisation der Krankenmorde in Pommern tätig. Ein Direktor einer Heilanstalt, der nicht Arzt war, war ungewöhnlich.[155]

Vorgänger von Grabrowski und Direktor von Meseritz-Obrawalde war Dr. Banse, der im April 1940 aus Ueckermünde nach Meseritz versetzt wurde.[156] Für Dr. Banse kam Dr. Hilweg aus Meseritz als Direktor nach Ueckermünde.[157] Beide Ärzte waren vorher nacheinander als Direktoren in Lauenburg tätig.[158] Der ständige Wechsel von Ärzten und Pflegepersonal innerhalb der pommerschen Anstalten in dieser Zeit ist mit vielen weiteren Beispielen belegbar.[159]

Grabrowski, der sonst nie auf die Krankenhausstationen ging, kam einmal begleitet von einer Gruppe mit Uniformen bekleideter Menschen durch die Stationen und besprach etwas mit ihnen. Nach diesem Besuch begannen die Tötungen.[160]

Zwei Ärzte in Meseritz-Obrawalde verweigerten ihre unmittelbare Beteiligung an den Krankentötungen, Dr. Banse und Dr. Vollheim, der in den dreißiger Jahren ebenfalls in Ueckermünde tätig war. Dr. Banse verlor seine Direktorstellung und Dr. Vollheim wurde von Grabrowski innerhalb der Anstalt versetzt.[161] Andere Ärzte und Pflegepersonal waren zur Tötung bereit.

Die Rote Armee setzte 1945 eine Untersuchungskommission für Meseritz-Obrawalde ein. Im folgenden soll das Ergebnis dieser ersten Untersuchung in Auszügen wiedergegeben werden: Die landespsychiatrische Anstalt Obrawalde unterschied sich vom Konzentrationslager nur durch ihre Arbeitsmethode. Täglich wurden 20 bis 50 Menschen vernichtet. In Obrawalde wurden hauptsächlich Zivilisten aus Deutschland vernichtet, die mit Medikamenten umgebracht wurden. Es fand sich ein Sterberegister, in dem die letzte Todeseintragung unter der Nummer 18 232 (30.1.1945) registriert war. Im Jahre 1944 wurden 3 948 Kranke eingeliefert, von denen 3 814 später starben, das bedeutet eine Sterblichkeit von 97 %. Die überwiegende Zahl der Kranken war bis spätestens am 7. Tag nach der Einlieferung gestorben. Der Mehrzahl der Kranken war bekannt, daß niemand Obrawalde mehr verlassen würde, und jeder bemühte sich, gut zu arbeiten und sich gut zu führen, um nicht „gespritzt" zu werden. In Obrawalde wurden zahlreiche Wirtschaftsbetriebe entdeckt. Der Krankenhausfriedhof bestand aus Massengräbern.[162]

Nicht nur die Massentötungen, sondern auch die vorausgehende Ausnutzung der Arbeitskraft der Opfer zeigt Parallelitäten zu Konzentrationslagern. Ein Überlebender schilderte den ersten Morgen nach Ankunft in Obrawalde folgendermaßen: „Um 5.30 Uhr war das Wecken befohlen und nach dem Frühstück, welches aus einer Schnitte Brot und Kaffee bestand, mußten wir vor dem Block zum Appell antreten. Den Appell nahmen Krankenpfleger ab, die mit Karabinern bewaffnet waren. Ein Krankenpfleger erklärte uns, daß wir im Falle eines Fluchtversuches erschossen werden. Anschließend marschierten wir zur Arbeit ...„[163] Auch die Frauen mußten sich morgens aufstellen und wurden unter Bewachung der Schwestern zur Arbeit geführt.[164] In einer Zeugenaussage wurde die Ärztin Dr. Wernicke als „Lagerärztin für das Frauenlager Obrawalde" bezeichnet.[165] Im Urteil gegen die Ärztin heißt es: „Solche Personen, die nach Auffassung der Wernicke nicht nur auf Grund des „Anschauens" unheilbar geisteskrank waren, sondern auf Grund der körperlichen Untersuchung auch mit erheblichen körperlichen Leiden behaftet waren, erschienen ihr als „zur Tötung besonders geeignet", während sie diejenigen Geisteskranken, die ihr noch zum Arbeitseinsatz einigermaßen fähig schienen, nicht unter die Zahl der zu Tötenden aufnahm."[166]

In einer Anordnung von Linden vom 18.3.1943 an die Preußischen Oberpräsidenten zur „Erfassung aller arbeitsfähigen Insassen von Heil- und Pflegeanstalten aller Art" heißt es: „Es muß versucht werden, diese Arbeitskräfte noch mehr auszuschöpfen, in dem man sie in einem benachbarten Betrieb oder Rüstungsbetrieben unter Aufsicht der Pfleger arbeiten läßt oder Arbeitskommandos bildet. Es wird den Anstaltsleitern empfohlen, sich mit den Arbeitsämtern in Verbindung zu setzen.[167] In einem Abschlußbericht der T4-Organisation über die Planung Pommern vom 17.10.1941 finden sich folgende Angaben zum reinen Verpflegungsaufwand in Meseritz-Obrawalde: Dieser betrug für Kranke 0,42 RM/Tag und für Personal 0,85 RM/Tag.[168]

Von den 80 Frauen, die am 20.8.1942 aus Ueckermünde nach Meseritz kamen, existiert eine Erfassungsliste aus Obrawalde.[169] Auf dieser Liste sind alle Patientinnen namentlich erfaßt und es gibt eine Rubrik „Diagnose". Zur Veranschaulichung der Spannbreite dieser Rubrik seien einige Patientinnen dieser Liste mit vollständigen Daten zitiert, bei einigen Frauen wurden die ermittelbaren Sterbedaten ergänzt. Die Sprache dieser Liste kennzeichnet das Bild vom Kranken in dieser Zeit. Die Liste bezieht sich wahrscheinlich auf Angaben der Ueckermünder Anstalt.

Lfd. Nr.	**Name, Vorname**		**Diagnose**	**Sterbedatum (wenn vermerkt)**
2	B.	Else	Epilepsie, gewalttätig, fleißige Arbeiterin in Wäsche	
3	B.	Anna	Paralyse, stumpf, Schälkeller, ohne Wache	
5	B.	Emma	stumpf, reißt Wäsche, sammelt jeden Unrat, unter Wache	24.10.42
6	C.	Regina	Polin, Schizophrene, nicht ansprechbar, unter Wache	
16	G.	Gertrud	Unterbringung gemäß § 42 b, erotisch, laut	
18	G.	Hildegard	rühr mich nicht an	
19	G.	Margarete	alte Schizophrene, romantische Dichterin, ohne Wache	
21	H.	Helene	alte Schizophrene, unsauber, untätig, ohne Wache	
26	K.	Hilde	Epilepsie, fluchtverdächtig, webt, unter Wache	23.3.44
30	K.	Alice	Kind	
35	K.	Johanna	stumpf	28. 4.43
36	K.	Marie	Früher Familienpflege, stumpf	10. 4.43
38	L.	Sophie	Polin, fluchtverdächtig, stumpf, unter Wache	6. 2.43
39	L.	Ursula	Kind	
40	M.	Käthe	beschäftigt sich in Schälküche, ohne Wache	
46	N.	Helene	verweigert die Nahrung, muß gefüttert werden, unter Wache	30.8.42
47	P.	Margarete	beschäftigt sich wenig, ohne Wache	
57	Sch.	Berta	Schwachsinn, stumpf, Gartenarbeit, ohne Wache	22.4.44
58	Sch.	Margarete	Schizophrenie, reizbar, verweigert jede Arbeit	
61	Sch.	Gertrud	läppisch, bettflüchtig, erotisch	24. 8.42
65	S.	Erna	Hauskranke von Dr. Lefke	
79	Z.	Gerda	Idiotie, unsauber, untätig	8. 9.42
80	D.	Klara	polizeilich eingewiesen, unverträglich	

Es waren nicht die Erkrankungen allein, die „heilbar oder unheilbar" über das Schicksal der Kranken entschieden. Die Eintragungen unter Diagnosen zeigen andere Kategorien, die ebenfalls auf „lebenswert" oder „lebensunwert"

Einfluß nahmen, wie die folgende Zusammenstellung zeigt.

Angaben über Arbeitsfähigkeit:	fleißige Arbeiterin in Wäsche, Schälkeller, untätig, webt, früher Familienpflege, verweigert jede Arbeit
Angaben zum Sozialstatus:	Hauskranke von Dr. Lefke[170], Kind
Modus der Klinikseinweisung:	Unterbringung gemäß § 42b[171], polizeilich eingewiesen
Grad der Pflegebedürftigkeit:	ohne Wache, unter Wache, unsauber, muß gefüttert werden
Disziplin:	gewalttätig, laut, reizbar, unverträglich, reißt Wäsche, fluchtverdächtig, bettflüchtig
Sexualität:	erotisch
Nationalität:	Polin
unklare Angaben:	,,rühr mich nicht an"

Die Eintragungen unter der Rubrik Diagnosen halten in keiner Weise irgendwelchen, auch in der damaligen Zeit bestehenden medizinischen und psychiatrischen diagnostischen Kriterien stand. Wenn diese Liste nicht sogar in Ueckermünde entstand, so wird sie zum großen Teil auf Ueckermünder Angaben zurückgehen, wie zum Beispiel Informationen wie ,,Hauskranke von Dr. Lefke" ,,früher Familienpflege" oder ,,romantische Dichterin" vermuten lassen.

Die Sterbebücher von Meseritz-Obrawalde sind nur unvollständig erhalten.[172] Nur 47 der 80 Frauen des Transportes konnten in den Sterbebücher namentlich nachgewiesen werden, 33 von ihnen mit Sterbedatum und ,,Todesursache". Die Überlebenszeiten dieser 33 Frauen sind in folgender Grafik dargestellt:

Überlebenszeiten der in Obrawalde Verstorbenen

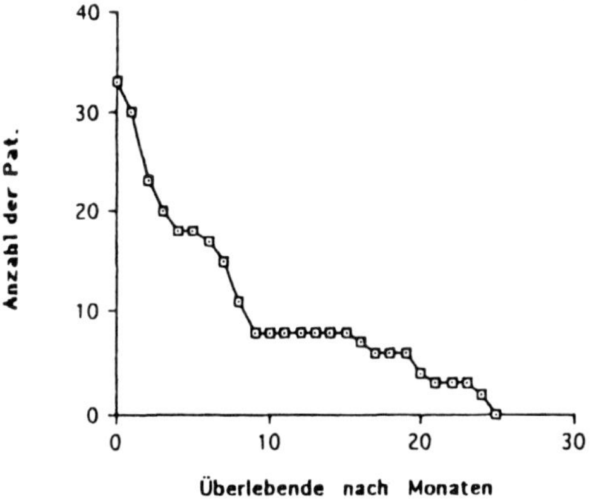

Für die Monate des waagerechten Kurvenverlaufes fehlen die Sterbebücher. Es muß davon ausgegangen werden, daß sehr viel mehr Patientinnen dieses Transportes starben. Es fallen die für die Tötungsanstalt Meseritz langen Überlebenszeiten bis zu zwei Jahren auf. Das könnte auf die Ankunft des Transportes im Jahr 1942 zurückzuführen sein. Insbesondere 1943 und 1944 waren die Kranken wenige Tage nach ihrer Ankunft in Meseritz-Obrawalde bereits verstorben.[173] Bei den drei nachweislich zuletzt, im Juli und August 1944, verstorbenen Patientinnen finden sich auf der oben beschriebenen Liste folgende Angaben:

- Alte Schizophrene, reizbar, greift zeitweise an
- Alte Schizophrene, ruhelos, beschäftigt sich wenig
- Epilepsie, unverträglich, zeitweise erregt, gewalttätig

Diese Angaben deuten nicht darauf hin, daß die Patientinnen zum Beispiel auf Grund ihrer Arbeitskraft gebraucht wurden, die Selektionskriterien bleiben hier unklar.

Als Todesursachen fanden sich:

Lungenentzündung	10 Patienten
Entkräftung	6 Patienten
Herzschwäche	3 Patienten
Hirnlähmung	3 Patienten
Lähmungsirresein	2 Patienten
Altersschwäche	2 Patienten
Sonstiges	7 Patienten

Diese Todesursachen stimmen mit den am häufigsten aufgeführten Todesursachen in Meseritz-Obrawalde überein, wobei die Todesursachen zum größten Teil von den Ärzten gefälscht wurden.[174] Es sei jedoch darauf verwiesen, daß Lungenentzündung oft als Todesursache bei Medikamententötungen benutzt wurde, da sich das äußere Erscheinungsbild ähnelte. Auch die Diagnose Entkräftung dürfte bei dem vorher erwähnten, bereits 1941 geringsten Verpflegungssatz glaubhaft sein.

Wieviel Patienten aus Ueckermünde und wieviel Patienten insgesamt in Meseritz-Obrawalde getötet wurden, bleibt unklar. Anfangs wurden die Kranken Pommerns vor allem durch die SS gemordet, danach von Ärzten, Schwestern und Pflegern.

3.2.3 Transporte Ueckermünder Patienten, die sicher im Rahmen der „Aktion T4" erfolgten

3.2.3.1 Der Transport nach Brandenburg-Görden

Am 17. April 1941 wurden 61 Patienten aus Ueckermünde nach Brandenburg-Görden verlegt. Auf der Originalverlegungsliste der männlichen Patienten findet sich der Eintrag: „verlegt in die Landesheilanstalt Görden zur Weiterverlegung".

Dieser Transport war der einzige, der Ueckermünde nicht Richtung Osten, sondern ins „Altreich" verließ. Dieser Transport wurde mit Sicherheit im Rahmen der „Aktion T4" durchgeführt.[175]

Eine ehemalige Verwaltungsangestellte sagte über die Organisation der T4-Fragebogenaktion in Ueckermünde aus: „Die Vorbereitung der Transporte erfolgte folgendermaßen: Von einem Ministerium in Berlin ... wurden Fragebogen an den ärztlichen Direktor in Ueckermünde gesandt. Diese Fragebogen wurden ausgefüllt und nach der Einschätzung, die im Fragebogen enthalten war, wurden die Transporte dann zusammengestellt. ... Die Bearbeitung der Fragebogen fiel damals unter Geheimhaltungsbestimmungen. Ich erhielt nur durch Zufall hin und wieder Einblick."[176]

Ein ehemaliger Pfleger aus Ueckermünde machte folgende Angaben: „Es gab in Ueckermünde eine Geheimabteilung ... Hier erfuhr ich, daß von den Ärzten einzelne Kranke, die als unheilbar bezeichnet und für die Arbeit nicht zu verwenden waren, zunächst ausgesondert wurden. Die Krankenpapiere dieser Patienten wurden an das Innenministerium in Berlin geschickt. Die Papiere kamen zurück und diese Patienten wurden dann per Transport in den Osten geschickt."[177]

In der Festschrift von 1975 findet sich zu den Deportationen der Patienten die Aussage: „Das Schicksal der deutschen psychiatrischen Krankenanstalten während des Krieges ist wohl überall das gleiche gewesen. Auch in Ueckermünde wurden mit Duldung des Direktors und der leitenden Verwaltungsbeamten Selektionen zum Abtransport der Patienten zur ‚Sonderbehandlung' durchgeführt, die dann in den bekannten Anstalten vonstatten ging. Daß diese Selektionen in Ueckermünde gegenüber anderen Anstalten relativ selten waren, ist wohl nicht allein auf die ungünstige Verkehrslage zurückzuführen. Zahlreiche Kranke, denen bei Erscheinen eines ‚Selektionskommandos' eine Sonderbehandlung drohte, konnten rechtzeitig in die Therapieabteilung verlegt werden."[178]

Letztere Schilderung steht im Widerspruch zu obigen Aussagen. Hinweise für Selektionskommandos, wie sie als T4-Kommissionen z.B. in Anstalten des Rheinlandes auftraten[179], gibt es für Pommern nicht. Es gibt einen Bericht einer T4-Kommission über Pommern vom September 1941, in dem zum Ausdruck kommt, daß es sich um eine erste Bestandsaufnahme der „Aktion T4" in Pommern handelte.[180] Die Selektionen erfolgten vorher. Die beiden ersten Beschreibungen kommen mit Sicherheit der Wahrheit näher. Die Ärzte in Ueckermünde füllten unter Geheimhaltung, die das Wissen um die geplante Tötung verrät, die T4-Fragebögen aus. Jedoch soll nicht ausgeschlossen werden, daß einzelne Kranke zu ihrem Schutz möglicherweise in die Therapieabteilung verlegt wurden. Bei insgesamt 889 deportierten Patienten kann aber weder von „relativ seltenen Sonderbehandlungen" noch von zahlreich geschützten Kranken die Rede sein. Natürlich war jede Selektion ambivalent, da sie im Ergebnis auch einige Patienten vor dem Abtransport bewahrte.

Der Transport von Ueckermünde erfolgte zu einer Zeit, da Brandenburg nicht mehr Tötungsanstalt war, sondern als Zwischenanstalt für die Tötungseinrichtung Bernburg fungierte. Die Patiententötungen in der Gaskammer in Brandenburg waren spätestens im Dezember 1940 eingestellt worden. Der Brandenburger Tötungsarzt Dr. Eberl zog mit seinen Verbrennungsöfen nach Bernburg um.[181]

Aus den Unterlagen der Landesanstalt Brandenburg ist ersichtlich, daß am 17.4.1941 61 Erwachsene und 1 Kind aus der Ueckermünder Anstalt in Görden aufgenommen wurden. Am 6.6.1941 wurden 55 dieser Patienten ,,unbekannt verlegt". Es ist anzunehmen, daß diese Patienten nach Bernburg transportiert wurden, da im Kalender von Dr. Eberl unter dem 6.6.1941 vermerkt ist, daß 77 Verlegungen aus der Landesanstalt Görden in Bernburg erwartet würden. Die übrigen 7, nicht nach Bernburg abtransportierten Patienten, hatten folgendes Schicksal: Zwei Patienten wurden entlassen, zwei Patienten verstarben in Brandenburg, ein weiterer Patient wurde in die Landesanstalt Eichberg verlegt und bei zwei Patienten ist das weitere Schicksal unbekannt.[182] Unter den nach Bernburg abtransportierten Patienten befand sich auch die die 66 jährige Mutter eines Pflegers, der zu dieser Zeit in der Anstalt in Ueckermünde arbeitete. Sie hat den Abtransport nicht überlebt.[183]

3.2.3.2 Der Transport nach Kückenmühle – Abteilung Warsow –

Am 22.10.1940 wurden 90 Patienten, 45 Frauen und 45 Männer, ,,ungeheilt in die Kückenmühler Anstalten – Abteilung Warsow –" verlegt. Warsow, ein kleines Dorf, liegt nördlich von Stettin, 3 km von den Kückenmühler Anstalten entfernt. Diese waren zur Zeit des Transportes bereits enteignet, geräumt und vom Provinzialverband Pommern an die SS verpachtet.

In einem Bericht einer Planungskommission der ,,Aktion T4" vom 17.10. 1941 finden sich zu Warsow folgende Angaben: ,,Aufnahmestation der Stadt Stettin, früher Filiale von Kückenmühle, 148 Betten, Vorschlag: Altersheim."[184]

Das weitere Schicksal dieser Männer und Frauen aus Ueckermünde kann nur vermutet werden. Die Angabe ,,ungeheilt verlegt" und der Zeitpunkt des Transportes deutet auf einen Transport im Rahmen der ,,Aktion T4" hin. Warsow dürfte nur vorübergehender Aufenthaltsort gewesen sein. Da Warsow östlich von Ueckermünde liegt, und die meisten Patienten Richtung Osten deportiert wurden, ist auch bei diesem Transport an Meseritz-Obrawalde oder an eine andere östlich gelegene Anstalt, wie zum Beispiel Tiegenhof/Dziekanka oder Warta zu denken.

3.3 Das Schicksal ausgewählter Patientengruppen der Ueckermünder Heilanstalt

3.3.1 Das Schicksal rassisch verfolgter Patienten

3.3.1.1 Jüdische Patienten der Ueckermünder Heilanstalt
Die Haushaltspläne des Provinzialverbandes Pommern[185] weisen von 1928 bis 1937 die Zahl jüdischer Patienten in der Ueckermünder Anstalt zwischen 9 (1937) und 14 (1932) aus. In einer Bevölkerungsstatistik des Kreises Ueckermünde findet sich die Zahl von 197 jüdischen Menschen im gesamten Kreis, das waren 0,3 % der Bevölkerung.[186] Dieser geringe Prozentsatz von jüdischen Menschen in der Bevölkerung erklärt auch die wenigen jüdischen Patienten. In den Aufnahmebüchern waren 10 jüdische Patienten namentlich nachweisbar, deren Schicksal folgende Tabelle verdeutlichen soll.

Name	Geb.-jahr	Aufnahme	Diagnose		Schicksal
K. Julius	1875	2.9.1929	degenerierter Psychopath	12. 3.1933	ungeheilt entlassen
L. Otto	1874	18.5.1935	Arteriosklerotische Demenz	8. 3.1935	gestorben
B. Hermann	1882	28.10.1936	Arteriosklerotische Demenz	12. 3.1937	gebessert entlassen
E. Johanna	1870	5.8.1932	Dementia arteriosklerotica	27.12.1933	gestorben ohne Todesursache
C. Irma	1914	12.9.1932	Psychopathische Minderwertigkeit	7. 3.1933	nicht geisteskrank, Erziehungsheim
		20.5.1933	nach Suizidversuch	23. 7.1933	gebessert in die eigene Familie
M. Agnes	1865	12.1.1933	Arteriosklerosis cerebri	14. 9.1933	gebessert nach Hause
		19.11.1935	Arteriosklerosis cerebri	5. 1.1936	an Herzmuskelentartung verstorben
Z. Sofia	1912	5.11.1935	Imbecillitas (sterilisiert)	1.12.1935	gebessert nach Hause
S. Emma	1847	11.11.1936	Dementia senilis	21. 1.1937	an Herzarteriosklerose verstorben
U. Johanna	1876	15.5.1939	Aderverkalkung	23. 5.1939	an Lungenödem verstorben
A. Emmi	1888	19.1.1939	Schizophrenie	6. 2.1939	gestorben ohne Todesursache

Das Durchschnittsalter der aufgenommenen jüdischen Patienten betrug 55,3 Jahre, es waren vorwiegend ältere Patienten. Fünf der 10 Patienten verstarben in Ueckermünde, vor 1939 scheinen die Sterbefälle bei Berücksichtigung des Lebensalters und der Diagnose unauffällig. Bei den beiden Patientinnen, die 1939 aufgenommen wurden, fallen die wenigen Tage in der Anstalt bis zum Tod auf. Nach 1939 wurden laut Aufnahmebuch keine jüdischen Patienten mehr in Ueckermünde aufgenommen, so daß sich nach 1939 keine jüdischen Patienten mehr in der Anstalt nachweisen lassen.

3.3.1.2 Roma und Sinti als Patienten in der Ueckermünder Heilanstalt

Über Roma und Sinti als Patienten in Heilanstalten zur Zeit des Nationalsozialismus fanden sich in der Literatur keine Angaben. Wie die jüdischen Menschen waren auch die Roma und Sinti besonderer Verfolgung bis hin zur Vernichtung ausgesetzt und als psychisch Kranke somit doppelt gefährdet.

1939 wurden zwei Roma oder Sinti als Patienten in der Ueckermünder Anstalt aufgenommen. Eine Frau, L. Rosa, geb. 1908, wurde noch im gleichen Jahr in die Landesheilanstalt Kortau verlegt. Von ihr war ein Voraufenthalt in der Anstalt Kortau angegeben, so daß anzunehmen ist, daß die Patientin aus dieser Gegend stammte. Als Diagnose ist Schizophrenie vermerkt.

Ein Mann, H. Eduard, wurde 1904 geboren und kam mit einem großen Transport Stralsunder Patienten bei Auflösung der Stralsunder Anstalt nach Ueckermünde. Er litt ebenfalls an einer Schizophrenie und wurde 1940 nach Meseritz-Obrawalde verlegt.

Das weitere Schicksal dieser beiden Patienten ist unbekannt.

3.3.2 Das Schicksal ausländischer Patienten in der Ueckermünder Heilanstalt

Von 1933 bis 1939 wurden keine ausländischen Patienten in der Ueckermünder Heilanstalt aufgenommen. Die Zahl der nach 1939 aufgenommenen ausländischen Patienten lag über der nach den Angaben in den Aufnahmebüchern nachweisbaren. Die Ursache sind die in einigen Fällen unklaren Angaben zur Nationalität. Die Qualität der Buchführung ließ im Laufe des Krieges nach. So verstarben von den in den Aufnahmebüchern nachweisbaren Ausländern 53 in Ueckermünde, in den Totenbüchern sind aber 93 ausländische Tote aus der Heilanstalt eingetragen. Zu dieser Zahl kommen noch einmal 32 verstorbene Ausländer aus dem Reservelazarett der Anstalt und dem Tbc-Krankenhaus Ueckermünde, die ebenfalls auf dem Anstaltsfriedhof beigesetzt wurden.

Ab 1940 wurden vor allem kranke Zwangsarbeiter aus Osteuropa und bis zur Einrichtung eines Reservelazaretts in der Anstalt im Juni 1941 Kriegsgefangene in der Ueckermünder Anstalt aufgenommen. Die Unterscheidung zwischen ausländischen zivilen Zwangsarbeitern und Kriegsgefangenen ist nach den Angaben im Aufnahmebuch nicht immer sicher möglich gewesen.

3.3.2.1 Ausländische zivile Zwangsarbeiter in der Ueckermünder Heilanstalt;
In den Aufnahmebüchern konnten 68 ausländische Arbeiterinnen und 80 ausländische Arbeiter nachgewiesen werden.

Diese Patienten hatten folgende Staatsangehörigkeit, bzw. Nationalität:

Staatsangehörigkeit oder Nationalität	**Anzahl der Patienten**
Polen	67
Sowjetunion	55
Jugoslawien	3
Franzosen	8
Tschechen	1
Holländer	2
Italiener	1
Dänen	1
staatenlos	1
Ausländer unbekannter Herkunft	9

Das Schicksal dieser Patienten verdeutlicht folgende Tabelle:

Schicksal	**Anzahl der Patienten**
Abtransport im Rahmen der Krankenmordaktion	5
zurück an die Arbeitsstelle	16
Abtransport in die Heimat	26
Transport in die „Sammelstelle“ 1944	31
Tod in Ueckermünde	49
entlassen ohne Vermerk	16
fehlende Austragung	5

Die fünf Patienten, die im Rahmen der Krankenmordaktion Ueckermünde verließen, kamen aus Polen. Drei von ihnen wurden im Herbst 1940 nach Meseritz-Obrawalde, bzw. Kückenmühle (Abteilung Warsow) verlegt, zwei Patientinnen kamen 1942 nach Meseritz-Obrawalde. Sie dürften den Krieg kaum überlebt haben. Als Diagnosen fanden sich in vier Fällen Schizophrenie, einmal erbliche Epilepsie.

Die folgende Tabelle zeigt die in die Heimat zurücktransportierten Patienten nach Nationalität oder Staatsangehörigkeit und Jahr des Rücktransportes:

Jahr des Rücktransportes	**1941**	**1942**	**1943**	**1944**
National. oder Staatsangehörigkeit				
Polen	3	7	2	0
Sowjetunion	0	1	5	4
Holländer	0	2	0	0
Franzosen	0	0	0	1
Tschechen	0	0	1	0

Die Tabelle zeigt, daß Rückführungen von Patienten in die Heimat noch bis 1944, entgegen den Anweisungen, durchgeführt wurden. Rückführungen, besonders in polnische und sowjetische Anstalten müssen aber nicht Überleben bedeutet haben.[187]

1944 kam es auch in Ueckermünde zu Abtransporten von ausländischen Zwangsarbeitern in als „Sammelstellen" bestimmte Anstalten. Für Pommern war die Anstalt in Landsberg/Warthe als „Sammelstelle" vorgesehen.[188]

Folgende Transporte verließen Ueckermünde nach Landsberg/Warthe:

Datum	**Anzahl der Pat.**	**Staatsangehörigkeit**
7.11.1944	13 Männer	Polen, Sowjetunion
8.11.1944	9 Frauen	Polen, Sowjetunion
14.11.1944	9 Frauen	Polen, Sowjetunion

Von Landsberg/Warthe aus läßt sich das Schicksal der betroffenen Patienten nicht weiterverfolgen, die Verlegungen in diese „Sammelstellen" dienten aber der Organisation der Tötung kranker Zwangsarbeiter aus Osteuropa, bekannt sind Transporte von Zwangsarbeitern von Landsberg in die Tötungsanstalt Hadamar.[189]

Es wird deutlich, daß ausschließlich kranke Zwangsarbeiter aus Polen und der Sowjetunion in die Abtransporte einbezogen wurden. Diese Unterscheidung zu Ausländern z.B. aus Westeuropa entspricht der besonderen rassistischen Diskriminierung der Völker Osteuropas durch die Nationalsozialisten. Die Patienten, die nach Landsberg/Warthe transportiert wurden, kamen 1944 (22 Pat.), 1943 (8 Pat.) und 1942 (1 Pat.) nach Ueckermünde.

49 ausländische Patienten, die in den Aufnahmebüchern nachweisbar und keine Kriegsgefangenen waren, verstarben in der Ueckermünder Anstalt. Sie sollen in folgender Tabelle nach Sterbejahr und Staatszugehörigkeit beschrieben werden.

Sterbejahr	1940	1941	1942	1943	1944	1945
Staatszugehörigkeit						
Polen	1	4	3	5	10	0
Sowjetunion	0	0	1	3	13	4
Jugoslawien	0	0	1	0	0	0
Italien	0	0	0	0	1	0
Frankreich	0	1	0	0	1	0
staatenlos	0	1	0	0	0	0

Die Tabelle zeigt besonders hohe Sterbezahlen 1943 und 1944, wie sie auch für deutsche Patienten in diesen Jahren in der Anstalt nachweisbar waren.[190] Zählt man jedoch bei den polnischen und sowjetischen Patienten die in den ersten Kriegsjahren und im Jahr 1944 deportierten Patienten als verstorben dazu, kommt man auf 80 Verstorbene von 121 Patienten. Da das Schicksal der in die Heimat zurückgeführten Patienten ebenfalls unbestimmt war, wird deutlich, daß diese Patientengruppe noch geringere Überlebenschancen hatte, als die übrigen Patienten der Ueckermünder Heilanstalt. Sie waren als psychisch Kranke, als rassisch Minderwertige und als Zwangsarbeiter diskriminiert.

Über die Behandlung in der Anstalt gibt es eine Zeugenaussage, laut welcher der Oberpfleger Skronn, Mitglied der SS, einen lettischen Patienten in einer Badewanne so lange unter Wasser festhielt, bis dieser ganz blau war und fast erstickt wäre.[191]

3.3.2.2 Kriegsgefangene in der Ueckermünder Heilanstalt

Bis zur Einrichtung eines Reservelazaretts am 30.6.1941 wurden Kriegsgefangene in der Anstalt selbst versorgt und es existieren entsprechende Unterlagen. Das Reservelazarett gehörte zur Wehrmacht. Die Unterlagen der Wehrmacht wurden 1945 kurz vor Einmarsch der Roten Armee von Dr. Hilweg und Dr. Hoppe verbrannt.[192]

Die in der Ueckermünder Anstalt betreuten Kriegsgefangenen waren Angehörige folgender Nationalitäten:

Nationalität	Zahl der Patienten
Polen	19
Franzosen	23
Belgier	2
Kriegsgefangener, geb. New York	1

Diese Kriegsgefangenen wurden zum überwiegenden Teil wieder in die Kriegsgefangenenlager entlassen. Diese Lager dienten als Arbeitsreservoire und es gab Stammlager für Mannschaften und Offizierslager. Das genaue Schicksal der Kriegsgefangenen zeigt die folgende Tabelle:

Schicksal	**Anzahl der Patienten**
entlassen:	
ins Stammlager	33
ins Offizierslager	5
ins Reservelazarett	2
in andere Anstalt	1
ohne Angabe	1
verstorben	5

Allgemein erfolgte die Versorgung von Kriegsgefangenen, wenn im Lager nicht möglich, von 1939 bis 1941 in den Reservelazaretten, ab 1941 gab es Kriegsgefangenenlazarette.[193] Jedoch sind auch für die psychiatrische Anstalt Treptow/Rega Behandlungen von 44 Kriegsgefangenen nachgewiesen, von denen 13 nach Meseritz-Obrawalde verlegt wurden.[194]

Die aus Ueckermünde entlassenen Kriegsgefangenen waren in 3 Fällen geheilt, in 13 Fällen gebessert und in 9 Fällen ungeheilt in die Lager zurückgeschickt worden. Bei den Übrigen findet sich kein Hinweis auf den Gesundheitszustand bei der Entlassung.

Im Vergleich zu den Zwangsarbeitern fallen die vielen Entlassungen und die relativ wenigen Verstorbenen auf. Es ist dabei zu berücksichtigen, daß Kriegsgefangene nur bis Mitte 1941 aufgenommen wurden, die Zwangsarbeiter jedoch in der Regel nach dieser Zeit nach Ueckermünde kamen. Die Sterberaten steigen vor allem 1941 und in den Jahren danach an. Die Kriegsgefangenen mit einer Sterberate von 11,1 % liegen in dem Bereich der Sterberaten der Ueckermünder Anstalt in dieser Zeit. – Zum Schluß seien die verstorbenen ausländischen Patienten laut der Totenbücher der Ueckermünder Anstalt aufgeführt, um noch einmal auf die Differenz aufmerksam zu machen und den Opfern gerecht zu werden.

In der Heilanstalt Ueckermünde von 1939 bis 1945 verstorbene Ausländer[195]

Staatszugehörigkeit	**Anzahl der Patienten**
Polen	53
Sowjetunion	26
Frankreich	5
Italien	3
Belgien	1
Jugoslawien	2
Ausländer unbekannter Herkunft	3

Im Reservelazarett der Anstalt und im Tbc-Krankenhaus von 1939 bis 1945 verstorbene Ausländer[196]

Staatszugehörigkeit	Anzahl der Patienten
Polen	10
Sowjetunion	8
Frankreich	8
Jugoslawien	5
Finnland	1

3.3.3 Politisch Verfolgte als Patienten der Ueckermünder Heilanstalt

Bei zwei Patienten der Ueckermünder Heilanstalt fanden sich in den Aufnahmebüchern Hinweise politischer Verfolgung.

L. Rudolf, geboren 1905, ein Schlosser aus Stettin, kam mit einem Transport aus Lauenburg bei Auflösung der Anstalt nach Ueckermünde. Er war seit dem 30. 9.1937 Patient in Heilanstalten, zuerst in Treptow, dann Stralsund und Lauenburg. Er wurde wegen kommunistischer Umtriebe zu 2,5 Jahren Zuchthaus verurteilt. Mit der Diagnose ,,Schizophrenie" wurde er am 13.11.1940 ,,ungeheilt" nach Meseritz-Obrawalde verlegt. Das bedeutete mit Sicherheit sein Todesurteil.

M. Florian, geboren 1891, Buchhalter aus Saßnitz/Rügen, wurde am 4.6.1940 in Ueckermünde mit dem Hinweis ,,Zur Beobachtung von der Geheimen Staatspolizei" aufgenommen. Am 4.9.1940 wurde er aus der Beobachtung mit der Diagnose ,,Psychopathie" ins Polizeigefängnis Stettin gebracht.

In dem Buch von Erich Wiesner: ,,Man nannte mich Ernst", finden sich über frühe SA -Einsätze in Stettin folgende Informationen: ,,Den Arbeiter Franz Wecker. schlug man im Keller des ‚Volksboten' derart, daß er einige Wochen nach der Haftentlassung, im Frühjahr 1934, an den Folgen der Mißhandlungen starb. Einen anderen Häftling, den Arbeiter Edmund Tank, mißhandelte die SA durch Schläge auf den Unterleib so, daß er in die Irrenanstalt Ueckermünde überführt werden mußte. Bald war auch er tot."[197] Der Name Edmund Tank war in den Aufnahmebüchern Ueckermündes nicht nachweisbar.

3.3.4 Die Aktion ,,Vernichtung durch Arbeit" an gerichtlich eingewiesenen Patienten der Ueckermünder Heilanstalt

Bis zum Jahre 1939 nahm die Ueckermünder Anstalt laut Aufnahmebuch nur zwei nach § 42 b eingewiesene Patienten auf. Es ist anzunehmen, daß diese Patienten bis zur Auflösung der Stralsunder Anstalt dort aufgenommen wurden, da Stralsund über ein sogenanntes ,,Festes Haus" verfügte. Nach Zeugenaussagen wurden die Patienten des Festen Hauses in Stralsund bei Auflösung der Anstalt nach Neustadt transportiert und dort von der SS erschossen.[198]

1939 wurde die Stralsunder Anstalt aufgelöst und bis 1945 kamen insgesamt 117 nach § 42 b eingewiesene Patienten nach Ueckermünde. Sie waren im Haus 13 untergebracht.[199]

Gerichtlich eingewiesene Patienten der Ueckermünder Anstalt 1933 bis 1945

Jahr	1933-1939	1940	1941	1942	1943	1944	1945
Anzahl							
Frauen	0	5	4	2	8	7	0
Männer	2	18	21	19	11	17	3

Um einen Eindruck von den nach § 42 b aufgenommenen Patienten zu vermitteln, seien 15 der 1941 aufgenommenen männlichen Patienten nach Angaben im Aufnahmebuch in der nächsten Tabelle beschrieben.

15 männliche, im Jahr 1941 nach § 42 b eingewiesene Patienten der Ueckermünder Anstalt

Geb.	Beruf	Diagnose	Anmerkungen	Schicksal
1880	Hafenarbeiter	Epilepsie	11 x vorbestraft	Austragung fehlt
1914	Landarbeiter	angeb. Schwachsinn	2 x Gefängnis	1944 ins feste Haus Meseritz
1905	Bauarbeiter	chron.Alkoholismus	25 x vorbestraft	1941 in die Besserungsanstalt
1880	Kaufmann	Alkoholismus	12 x vorbestraft	fehlende Austragung
1902	Melker	angeb.Schwachsinn	14 x vorbestraft	fehlende Austragung
1921	Landarbeiter	angeb.Schwachsinn (sterilisiert)	Gefängnis wegen Sittlichkeitsverbrechen	1942 Tod durch Ertrinken
1870	Kuhfütterer	Dementia senilis	wiederholt Gefängnis	fehlende Austragung
1904	E.-Installateur	Alkoholismus	keine Angabe	1942 geheilt entlassen
1887	Bauarbeiter	Schizophrenie	15 x vorbestraft	fehlende Austragung
1886	Landwirt	Schizophrenie	unsinnige Diebstähle	1943 Tod an Lungen-Tbc.
1901	Arbeiter	sexuell. Psychopath	11 x vorbestraft	keine Austragung
1895	Invalide	angeb. Schwachsinn	Zuchthaus bei schwerer Kuppelei	1942 gebessert nach Hause
1924	Landarbeiter	angeb.Schwachsinn (sterilisiert)	fortgeset. Diebstähle Unzucht mit Tieren	keine Austragung
1902	Arbeiter	angeb.Schwachsinn	Sittlichkeitsverbrechen, Diebstahl	1944 ins KZ Sachsenhausen
1902	Landarbeiter	angeb.Schwachsinn	28 x vorbestraft wegen Betteln, Landstreichen, Betrug, Widerstand	1942 Tod Lungen-Tbc

Zur Vervollständigung sei erwähnt, daß 1944 Patienten ohne weitere Diagnose mit Vermerken wie „wegen Abhören feindlicher Sender", „wegen Beleidigung“ und „wegen unbefugter Führung einer Dienstbezeichnung“ nach § 42 b eingewiesen wurden.

Im folgenden sollen die Patienten interessieren, die der Aktion „Vernichtung durch Arbeit“ zum Opfer fielen. Am 5.4.1944 wurden 8 Patienten und am 8.7.1944 ein Patient der Ueckermünder Heilanstalt mit dem Vermerk „ins KZ Sachsenhausen in Oranienburg“ entlassen.

Patienten der Ueckermünder Anstalt, die 1944 ins KZ Sachsenhausen transportiert wurden:

Geb.	Aufnahme	Beruf	Diagnose	Anmerkungen
1914	4.7.1939	Arbeitsgehilfe	angeb. Schwachsinn	nach § 42 b eingewiesen
1909	7.2.1940	Fleischergeselle	Psychopathie	nicht nach § 42 b eingewiesen
1915	7.2.1940	Arbeiter	angeb. Schwachsinn	nicht nach § 42 b eingewiesen
1923	1.4.1940	Hausdiener	Psychopathie	nach § 42 b eingewiesen
1903	8.2.1941	Musiker	Progressive Paralyse	gemäß 126 a StPO eingewiesen
1902	27.8.1941	Arbeiter	angeb. Schwachsinn	Sittlichkeitsverbrech.,Diebstahl nach § 42 b eingewiesen
1914	30.10.1941	Landarbeiter	angeb. Schwachsinn	Diebstahl, nach § 42 b eingew.
1900	29.5.1942	Melker	Schizophrenie	wiederholter Diebstahl nach § 42 b eingewiesen
1918	17.2.1943	Arbeiter	angeb. Schwachsinn (sterilisiert)	Diebstahl, versuchte Notzucht u. Körperverletzung, nach § 42b

Drei Patienten, die von Ueckermünde nach Sachsenhausen kamen, scheinen nicht nach § 42b eingewiesen worden zu sein. Einer von ihnen wurde jedoch nach Strafprozeßordnung eingewiesen. In einem Brief vom 19. 4.1944 von Nitsche an den Eberswalder Anstaltsarzt Hebold schrieb Nitsche: „Psychopathen, welche nicht psychiatrischer Anstaltsbehandlung bedürfen, sondern nur wegen abnormer Reaktionen u.s.w. ... in eine Heil- und Pflegeanstalt gekommen sind, gehören eigentlich ins KZ.“[200] Das zeigt, daß die „Aktion Vernichtung durch Arbeit“ nicht nur gerichtlich eingewiesene Patienten erfaßte.

Die Patienten hatten eine bereits längere Aufenthaltsdauer in Ueckermünde. Für die Verlegungsentscheidung ins Konzentrationslager war vermutlich ein befriedigender Gesundheitszustand, der die Ausnutzung der Arbeitskraft garantierte, entscheidend. Auf der anderen Seite wird die Anstalt nicht ihre besten Arbeitskräfte hergegeben haben, so daß eventuell auf die unbeliebten Patienten zurückgegriffen wurde.

Die Angehörigen dieser ins KZ verlegten Patienten sind die einzigen, die von der geplanten Verlegung durch die Anstalt informiert wurden. Die Angehörigen der vielen anderen deportierten Patienten wurden nicht informiert.[201]

Auf Nachfrage in der Nationalen Mahn- und Gedenkstätte Sachsenhausen wurde mitgeteilt, daß der größte Teil der Unterlagen zum Kriegsende von der SS beseitigt wurde, so daß über das weitere Schicksal der Patienten keine Auskunft gegeben werden konnte. Die 8 Patienten, die am 5. 4.1944 nach Sachsenhausen transportiert wurden, sind jedoch in einer Stärke- und Veränderungsmeldung des Konzentrationslagers von 1944[202] namentlich nachgewiesen.

3.4 Die Patiententransporte in die Ueckermünder Heilanstalt

3.4.1 Die Patiententransporte nach Ueckermünde im Jahr 1936

Bereits im Jahre 1936 kamen die ersten Patiententransporte in Ueckermünde an, die Patienten stammten aus der Anstalt der Inneren Mission Kückenmühle bei Stettin.

Auch andere nichtstaatliche Einrichtungen, wie zum Beispiel katholisch-caritative Heime erlebten 1936 die ersten Abtransporte von Patienten.[203] Bereits zu diesem Zeitpunkt wurden kirchliche Häuser enteignet und anderen Zwecken zugeführt.[204]

Zu den verlegten Kückenmühler Patienten fanden sich in den Berichten über die Verwaltung der Angelegenheiten des Provinzialverbandes von Pommern aus dem Berichtsjahr 1935/1936 und 1936/1937 folgende Angaben: „Im Februar und März 1936 wurde eine größere Zahl Provinzialkranker aus den vertraglich verpflichteten Kückenmühler Anstalten aus Ersparnisgründen eigenen Provinzialanstalten zugeführt.“ Nach dem Bericht des nächsten Jahres wurden in Fortführung der im Vorjahr eingeleiteten Krankenverlegungen aus Kückenmühle 320 Kranke in eigene Anstalten des Provinzialverbandes aufgenommen. Am 31. März 1937 befanden sich nur noch 72 „Provinzialkranke“ in den Kückenmühler Anstalten. Hierbei handelte es sich ausschließlich um „anstaltspflegebedürftige Kinder, die noch mit einiger Erfolgsaussicht die Anstaltsschule in Kückenmühle besuchen.“[205]

Klee zitiert aus einem Brief des Central-Ausschußes der Inneren Mission vom 8.6.1937: „In Kückenmühle hat man 600 Pfleglinge herausgeholt“[206] Bekannt sind auch tägliche Verlegungen von Kückenmühler Patienten ins Städtische Krankenhaus Stettin.[207]

Kückenmühler Patienten sind 1936 und 1937 in Transporten und einzeln nach Ueckermünde gekommen, insgesamt 104 Frauen und 50 Männer, ein großer Teil von ihnen waren Kinder. Da in den Aufnahmebüchern teilweise die Angaben über die Herkunft der Patienten fehlen, ist eine größere Anzahl von Patienten, die aus Kückenmühle in dieser Zeit aufgenommen wurden, möglich.

Hinweise, daß Patienten aus anderen nichtstaatlichen Anstalten in dieser Zeit aufgenommen wurden, fanden sich nicht.

Die ersten Transporte, die Ueckermünde erreichten, sind vor allem Kindertransporte. Bei dem Transport von 28 Jungen am 4.11.1936 war nur viermal Kückenmühle als Herkunftsanstalt, achtmal Stettin ohne genaue Adresse und bei 15 dieser Kinder die Heimatadresse angegeben. Da diese Kinder geschlossen nach Ueckermünde kamen, ist zu vermuten, daß sie aus einer Einrichtung, wahrscheinlich Kückenmühle, stammten. Die anderen Transporte kamen eindeutig aus Kückenmühle.

Das Schicksal dieser Patienten soll folgende Tabelle deutlich machen.

Herkunft	**Kückenmühle**	**Kückenmühle**	**nicht eindeutig**	**Kückenmühle**
Ankunft	24.3.1936	2.11.1936	4.11.1936	6.11.1936
Patientenzahl	14 Männer	30 Kinder (w.)	28 Kinder (m.)	22 Kinder (m.)
Schicksal:				
deportiert	8	22	12	13
verstorben	6	6	12	9
– davon 1936	2	2	1	1
– 1937	1	0	5	5
– 1938	1	1	0	0
– 1939	2	1	2	1
– 1940-1945	0	2	4	2
entlassen	0	1	2	0
keine Angabe	0	1	2	0
Diagnosen:				
Schizophrenie	5	0	0	0
Schwachsinn	5	30	23	19
Epilepsie	4	0	4	3
Sonstiges	0	0	1	0
Sterbediagnosen:				
Lungen-Tbc	2	1	5	1
Entkräftung	0	2	2	0
Sonstiges	1	1	1	3
keine Angabe	3	2	4	5
Alter:				
3-8 Jahre	0	10	11	2
9-13 Jahre	0	20	14	20
erwachsen	14	0	0	0
keine Angabe	0	0	3	0

Von den 94 Patienten, die 1936 in Transporten Ueckermünde erreichten, wurden 55 1939 und 1940 nach Neustadt und Kosten abtransportiert und dort getötet. 33 Patienten verstarben in Ueckermünde, 25 von ihnen waren bereits 1939 verstorben. Nur drei dieser Patienten wurden aus Ueckermünde wieder entlassen, bei drei weiteren fehlen die Austragungen.

Auffällig ist, daß diese Patienten alle sehr früh im Rahmen der ersten Krankenmorde abtransportiert wurden. Auch der frühe Tod in Ueckermünde selbst ist auffällig. Nach dem Februar 1940 lebten von den 94 Patienten nur noch 14 Kinder, keiner der erwachsenen Patienten hat dieses Datum überlebt.

Klee nennt diese ersten großen Abtransporte von Anstaltspatienten im Jahr 1936 „Euthanasietransporte vor der Euthanasie".[208] Das Schicksal dieser frühen Patiententransporte nach Ueckermünde bestätigt die Formulierung Klees aus der Sicht der Opfer. Dennoch war der Tod dieser Patienten 1936 noch nicht direkt geplant. Es bleibt die Frage, warum sie so früh und in so großem Umfang starben und im Rahmen der Krankenmordaktion abtransportiert wurden. Möglicherweise wurden sie als „Fremdverlegte" eher preisgegeben, oder sie hatten die schwereren Diagnosen im Sinne der größeren Behinderung. Es sei an die Formulierung Schwede-Coburgs erinnert: „Suchen Sie die übelsten Kranken aus".

3.4.2 Die Landesheilanstalt Ueckermünde als Ausweichanstalt bei der „Aktion Brandt" 1943

3.4.2.1. Der Bau von Ausweichbaracken in der Ueckermünder Heilanstalt
Auch die Heilanstalt Ueckermünde wurde in die „Aktion Brandt" mit einbezogen. Sie diente zur Aufnahme von Patienten aus dem Rheinland. Um die Aufnahmekapazität weiter zu erhöhen, wurde durch das Reichsinnenministerium der Bau von sechs Baracken, wie sie auch für andere Anstalten vorgesehen waren, in Ueckermünde geplant.[209]

In einem Rundschreiben von Brandt vom 8.10.1941 finden sich folgende Angaben zu dem geplanten Barackenbau im Zusammenhang mit der Aktion Brandt: „Zweck dieser Maßnahme ist also zunächst, Krankenhäuser in luftgesicherter Lage für bestimmte Städte zu erhalten, dann aber auch bereits vorhandene Anstalten als Basis für die barackenmäßigen Erweiterungsbauten zu nutzen, um so jetzt schwer zu beschaffende technische und sanitäre Anlagen zu ersparen."[210]

Über eine Besprechung vom 27.10.1943 wegen des Barackenbaus findet sich der Vermerk, daß diese Angelegenheit in „gewisser Weise bereits erfolgreich angewandten Verfahren ähnelt."[211] Aly vermutet eine Anspielung auf die Baracken in den KZ's.[212] Das würde bedeuten, daß die Betreuungsbedingungen in den Anstalten bewußt so geplant worden sind, daß die Patienten ohne weiteres Zutun sterben sollten. Überraschenderweise forderte ausgerechnet der Oberpräsident von Stettin Schwede-Coburg den Einbau von Öfen in die WC's der Baracken der Ueckermünder Heilanstalt. Linden vermerkte im Dezember 1943: Der vorgeschlagenen Einbau von Öfen ist z. Zt. noch möglich, würde jedoch eine nicht unerhebliche Umdisponierung verlangen, „so daß ich mich dafür ausgesprochen habe, dem Wunsche nicht Folge zu leisten."[213]

Am 27.11.1944 wurden für die Ueckermünder Anstalt vom Erbauer der Baracken eine Rechnung über 5 Fundamente und 3 Baracken an das Reichsinnenministerium vorgelegt. Am 22.12.1944 kam die Antwort auf die Rechnung aus Stettin. Darin ist vermerkt, daß nur die Teile für 3 Baracken eingegangen waren und diese zum großen Teil beschädigt oder zerbrochen waren. Am 30.12.1944 forderte der Oberpräsident von Stettin Schwede-Coburg das Geld für 48 000 Arbeitsstunden, die Patienten der Ueckermünder Anstalt zur Erstellung der Fundamente geleistet hatten, von Linden. Linden vermerkte am 9.2.1945: 3000 RM für geleistete Krankenarbeitsstunden[214], das entspricht einem Stundenlohn von 6,25 Pfennig.

Drei Baracken stehen noch heute. Von zwei weiteren sind nur die Fundamente fertig geworden.

Eine Zeitzeugin berichtete, die Baracken seien als „Vernichtungslager" gebaut worden, es wären darinnen aber keine Patienten mehr untergebracht worden.[215] Eine andere Quelle verweist darauf, daß diese Baracken nicht nur der Unterkunft von Heilanstaltspatienten aus anderen Teilen Deutschlands sondern auch aus Ueckermünde selbst dienen sollten. In einem Brief von Dr. Lemke aus Stettin an den Reichstuberkuloseausschuß vom 22.11.1944 ist in einem Bericht „Über die Anstrengung, mehr Betten für ausländische und deutsche Tbc-Kranke in Pommern zu erhalten" vermerkt: „Eine weitere, in diesen Tagen von mir in Angriff genommene Planung soll den hier so sehr notwendigen Raum für extrapulmonale Tuberkulose dadurch schaffen, daß in der Heilanstalt Ueckermünde eine Anzahl von Baracken aufgestellt wird, in denen Geisteskranke untergebracht werden sollen. Dadurch wird mindestens ein massives Haus im Bereich dieser Heilanstalt frei, das sich nach seiner ganzen Art zur Unterbringung von Kranken mit extrapulmonaler Tuberkulose sehr gut eignet. Auch dieser Plan erfreut sich der intensiven Förderung des Gauleiters."[216] Das macht erneut das Denken der damaligen Zeit deutlich: Psychisch Kranke haben körperlich Kranken zu weichen.

In einer Planung Brandts finden sich folgende Zahlenangaben für zusätzlich gebrauchte Krankenhausbetten: Stettin benötigt zusätzlich 1000 Betten. Für eine durchgreifende Eindämmung der Tuberkulose in Deutschland sind dringend 15 000 Betten nötig.[217] Inwieweit Betten der Ueckermünder Anstalt zur Realisierung dieser Planung zur Verfügung gestellt wurden, läßt sich nicht vollständig klären. Auch ohne Aufnahme von Tuberkulosekranken und anderen Zivilkranken Pommerns verschlechterten sich die Bedingungen in der Ueckermünder Anstalt zunehmend. In einem Brief von Linden an die Oberpräsidenten vom 5.10.1944 heißt es: Die Provinzialverbände sollen darüber wachen, daß möglichst viele Doppelstockbetten beschafft und in den Heilanstalten aufgestellt werden.[218]

Die Situation, die in der Ueckermünder Anstalt durch die Überbelegung entstand, ist in einem Brief vom 24. 7.1944 von Dr. Runckel an Prof. Nitsche überliefert: „Über die inzwischen besichtigte Anstalt Ueckermünde gibt es im großen nichts Wesentliches zu berichten. Das Institut ist räumlich sehr ausgelastet. Die Arbeitsbedingungen für Ärzte und Pfleger sind zwar schwierig, jedoch durchaus ertragbar. Die Aufstellung der Doppelbetten in Ueckermünde ist für meinen Geschmack nicht ideal. Man hat hauptsächlich kleinere Räume mit Doppelbetten belegt, mit Ausnahme des großen Festsaals, in dem zur Zeit rund 90 Frauen ohne Aufsicht untergebracht sind. Ich habe mir die stark belegten Säle morgens um 1/2 6 Uhr und abends um 9 Uhr – also zu Zeiten, da sämtliche Patienten im Bett lagen – angesehen. Es ist ganz fraglos, daß die Luft in derart mit Betten belegten Räumen sehr schlecht ist und m.E. müßte hierfür in allen Anstalten eine Abhilfe geschaffen werden, in Form von kleineren Ventilatoren oder kleinen verschiebbaren Fenstern, die die ganze Nacht hindurch für frische Luftzufuhr sorgen."[219]

3.4.2.2 Die Patiententransporte aus dem Rheinland

Anfang 1943 begannen die Räumungen der Anstalten im Rheinland.[220]

Am 8. Juli 1943 erreichten 78 Frauen und 81 Männer, darunter Kinder, aus der Heilanstalt Johannistal/Süchteln die Landesheilanstalt Ueckermünde.[221]

In einer Auflistung der Krankentransporte aus Heilanstalten der Rheinprovinz während des Krieges finden sich folgende Angaben:

7. 7.1943	70 Patienten aus Süchteln nach Ueckermünde
8. 7.1943	19 Patienten aus Waldniel nach Ueckermünde
8. 7.1943	70 Patienten aus Süchteln nach Ueckermünde[222]

Da Waldniel Außenstelle von Süchteln ist, bestätigen diese Angaben obengenannten Transport.

Die Verlegungen aus Süchteln und Waldniel begannen im Februar 1943. Am 14. Mai war Süchteln bis auf die Betten für die dringensten Aufnahmen und die Arbeitskräfte geräumt. Wegen der in Waldniel existierenden „Kinderfachabteilung" des Reichsausschußes sollte diese Anstalt vorläufig noch nicht geräumt, sondern mit Geisteskranken belegt werden.[223]

Erst auf Anordnung von Brandt verfügte der Gauleiter in Düsseldorf die Auflösung Waldniels. Am 29. Juni 1943 kündigte die Gekrat an, daß sie aus Waldniel vom 1. Juli 1943 an 510 Männer, 588 Frauen und 176 Kinder abtransportieren würde. Anfang Juli wurden dann tatsächlich 183 Kinder aus Waldniel verlegt, 19 von ihnen nach Ueckermünde. Auch Transporte erwachsener Patienten in dieser Zeit von Waldniel nach Ueckermünde sind belegt, so daß die 140 erwachsenen Patienten wahrscheinlich ebenfalls aus Waldniel und nicht aus Süchteln stammen.[224]

Unter den Patienten aus Johannistal/Süchteln finden sich in den Ueckermünder Aufnahmebüchern 20 Kinder. Ein sechzehnjähriger Junge wird nicht bei den übrigen Kindern, die im Block geschrieben sind, aufgeführt, sondern bei den erwachsenen Patienten. Rechnet man diesen Sechzehnjährigen zu den Erwachsenen, so ergeben sich : 70 Frauen, 19 Kinder, 70 Männer. Diese Zahlenfolge entspricht der obigen Auflistung aus dem Rheinland und auch der Angabe der 19 Kinder aus Waldniel.

Von diesen 19 Kindern haben 12 einen Familiennamen mit dem Anfangsbuchstaben „S", 6 fangen mit „T" und eines mit „V" an. Nach einer alphabetisch geordneten großen Liste scheint entschieden worden zu sein, in welche Anstalt die 183 Kinder aus Waldniel abransportiert wurden. Das zeigt, wie verwaltungstechnisch die Entscheidungen fielen.

12 dieser Kinder waren bereits nach einem Monat Aufenthalt in Ueckermünde verstorben. Ihr Schicksal soll in dem Abschnitt „Die Kinderfachabteilung in Ueckermünde" genauer besprochen werden.

Unter den 159 Patienten, die am 8. Juli 1943 Ueckermünde erreichten, waren, anders als bei den ersten Transporten, viele ältere Menschen. Der älteste Patient war 88, das jüngste Mädchen 3 Jahre alt. 36 Patienten waren 60 Jahre oder älter.

Auch das Bild der Diagnosen hat sich verändert. Neben Schizophrenie (46 Pat.), Epilepsie (22 Pat.), angeborener und erworbener Schwachsinn (37 Pat.) finden sich auch Krankheiten des älteren Menschen wie Hirnarteriosklerose (8 Pat.), Dementia senilis (16 Pat.), körperliche Hilflosigkeit und Blindheit (1 Pat.) und Altersdepressionen (3 Pat.).

Von den 159 Patienten aus Johannistal/Süchteln verstarben 131 Patienten in Ueckermünde, bei 18 Patienten fehlen die Austragungen in den Aufnahmebüchern und nur 10 Patienten wurden aus Ueckermünde entlassen.

Die Patienten verstarben in Ueckermünde an Erschöpfung (47 Pat.), Lungentuberkulose (20 Pat.), Altersschwäche (16 Pat.), Lungenentzündung (9 Pat.), sonstige Diagnosen (31 Pat.) und ohne Angaben der Todesursachen (8 Pat.).

Die folgende Grafik zeigt den kurzen Zeitraum zwischen Ankunft in Ueckermünde und Tod dieser Patienten.

Überlebenszeiten der verstorbenen Patienten in Monaten

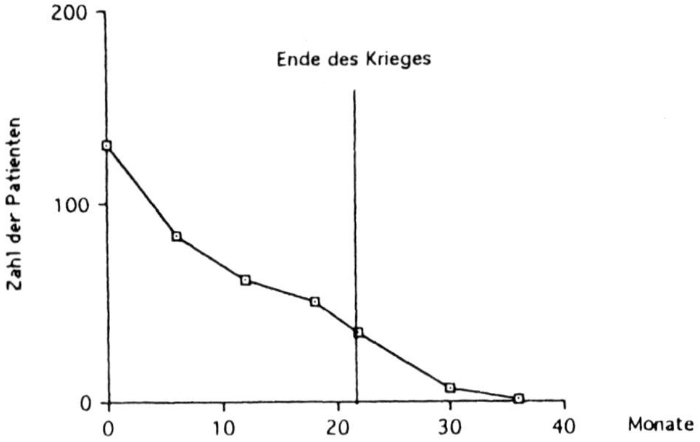

Sichtbar werden in der Grafik am steilen Kurvenabfall unmittelbar nach Ankunft der Patienten und unmittelbar nach dem Krieg die höhsten Sterberaten der Patienten in diesen Zeitabschnitten. Einer der 131 verstorbenen Patienten starb erst im Jahre 1953 in Ueckermünde, er kehrte auch nach dem Kriege nicht in seine Heimat zurück.

Das Schicksal der 18 Patienten mit den fehlenden Austragungen in den Aufnahmebüchern ist unbestimmt. Die Aufnahmebücher sind bis auf die letzten Monate des Krieges sehr exakt geführt worden, was Aufnahmen und Abgänge der Patienten betrifft. Im April 1945 floh das Personal, die Patienten wurden sich selbst überlassen. Das bedeutete für viele Patienten den Tod, die Zahl wird sich nicht mehr ermitteln lassen.[225] Es ist zu vermuen, daß in der Zeit der Auflösung keine Austragungen erfolgten. Kehrten die Patienten nach Wiedereröffnung der Anstalt im Mai 1945 zurück, so sind die Austragungen später erfolgt.

Die 10 entlassenen Patienten werden durch die folgende Tabelle charakterisiert:

Diagnose	Geb.-jahr	Beruf	Aufenthalt	Entlassung	Originalaustragung
Progress. Paralyse	1896	Angestellter	6 Monate	1943	gebessert nach Hause
traumat. Epilepsie	1894	ohne Beruf	15 Jahre	1954	nach Görden verlegt
Psychopathie	1883	Eisenhobler	1 Jahr	1944	ins Gefängnis Düsseldorf
Schizophrenie	1895	ohne Beruf	5 Jahre	1944	Provinzialgut Treptow
Schizophrenie	1914	Student,U.-Off.	2 Jahre	1944	gebessert nach Hause
angeb.Schwachsinn	1925	ohne Beruf	8 Jahre	1944	Provinzialgut Treptow
Zwangsneurose	1905	Weberin	8 Monate	1943	ungeheilt nach Hause
Schizophrenie	1911	ohne Beruf	9 Monate	1943	gebessert nach Hause
Schizophrenie	1920	Weberin	6 Monate	1943	gebessert nach Hause
wahnh. Denkstörung	1876	ohne Beruf	13 Jahre	1945	bei Auflösung d. Anstalt

Wonach die Entlassungen, insbesondere 1943 und 1944 entschieden wurden, läßt sich nur vermuten. Möglicherweise spielten eine Verbesserung des Gesundheitszustandes und die damit verbundene Arbeitsfähigkeit eine Rolle, zu denken wäre auch an Proteste von Angehörigen. Die beiden Kranken, die 1944 ins Provinzialgut Treptow entlassen wurden, waren mit Sicherheit gute Arbeiter, das Provinzialgut war eine gut funktionierende Landwirtschaft.[226]

Der Patient, der 1954 bei der Auflösung der Ueckermünder Anstalt und Übergabe der Gebäude an die Kasernierte Volkspolizei nach Brandenburg-Görden verlegt wurde, ist einer der wenigen Überlebenden aus dem Rheinland. Auch er wurde nach dem Krieg nicht zurückverlegt.

Am 1. September 1943 erreichte ein weiterer Transport aus dem Rheinland, 17 Jungen aus dem katholischen Franz-Sales-Haus in Essen, Ueckermünde. Von diesen Jungen verstarben 6, bei 10 Patienten fehlen die Austragungen und nur ein Patient wurde 1948 ins Rheinland entlassen. Zu diesem Transport aus Essen ermittelte auch die Staatsanwaltschaft Düsseldorf einige Jahre nach dem Krieg. Es wurde ihr seinerzeit folgende Auskunft von Ueckermünde erteilt: 6 der Patienten seien in Ueckermünde verstorben, davon 3 Patienten nach dem Kriege 1945 und 1946. 3 weitere Patienten seien noch in Ueckermünde, ein Patient in Familienpflege im Kreis Ueckermünde. 7 Patienten seien bei Einmarsch der Russen geflohen.[227] Vergessen wurde bei der Auskunft der Ueckermünder Anstalt, daß bei Einmarsch der Roten Armee zuerst das Personal floh und die Patienten ihrem Schicksal überließ, nachdem es vorher die Türen öffnete, die so viele Jahre verschlossen waren.[228]

Das Schicksal der Patienten aus dem Rheinland, die 1943 nach Ueckermünde kamen, mit insgesamt 137 Verstorbenen, 28 unklaren Ausgängen und nur 11 entlassenen Patienten bestätigen den von Aly benannten Zusammenhang der „Aktion Brandt“: Bombenkrieg, Bettenbedarf und „Euthanasie“.[229]

Prof. Brandt negierte in einem Rundschreiben vom 8.10.1942 über die erneuten Abtransporte von Psychiatriepatienten zur Gewinnung von Krankenhausbetten Tötungsabsichten: „Diese zweckmäßige Maßnahme wird infolge der Verlegung von Patienten aus Heil- und Pflegeanstalten in andere Heime in bestimmten Kreisen der Bevölkerung eine gewisse Unruhe hervorrufen. Da die Patienten tatsächlich nur für die Kriegsdauer verlegt werden, werden die Angehörigen über den neuen Aufenthaltsort auch unterrichtet. Es soll ermöglicht werden, daß in entsprechend sinnvollem Umfang die Kranken weiter besucht werden können ... Es wird unter Umständen möglich sein, durch diese Aufklärung eine schon vorhandene Beunruhigung zu vermindern und Gerüchte zu entkräften, da die Öffentlichkeit die oben genannten Maßnahmen kontrollieren kann."[230]

Am 11.5.1943 forderte das Reichsinnenministerium die Anstalten auf, die zur Verlegung vorgesehenen Patienten nicht zu entlassen, auch wenn die Angehörigen dies wünschten. Notfalls sei die Mithilfe der Polizei in Anspruch zu nehmen.[231]

In einem Brief vom 24. 7.1944 schreibt Dr. Runckel an Prof. Nitsche: „Herr Prof. Brandt hat mich gebeten, Sie über diese Dinge zu informieren und gleichzeitig eine Andeutung fallen lassen, ob es Ihnen möglich wäre, eine Aktivierung unserer spezifischen Therapie hierbei unauffällig in die Wege zu leiten."[232] Unter spezifischer Therapie verstand man Krankenmord.

3.4.3 Die großen Transporte von Patienten nach Ueckermünde im Vergleich

Während der Zeit des Nationalsozialismus verließen nicht nur Patiententransporte die Ueckermünder Anstalt, sondern es erreichten auch viele Patienten in Transporten Ueckermünde.[233] Einen Überblick über das Schicksal dieser Patienten sollen die folgende Tabelle und Grafik geben.

Schicksal der Patienten, die in Transporten in die Heilanstalt Ueckermünde kamen:

Ankunft	**Ursprung-anstalt**	**Anzahl d. Patienten:** insgesamt	**davon:** erneut deportiert	verstorben	entlassen	fehlende Austragung
24. 3.36	Kückenmühle	14	8	6	0	0
9.12.38	Landsberg/Warthe	52	32	15	5	0
9.12.39	Stralsund	127	73	35	6	13
10.12.39	Stralsund	104	47	32	14	11
7. 2.40	Lauenburg	147	41	57	30	19
1. 8.41	Treptow/Rega	47	0	8	9	30
8. 7.43	Johannistal/Süchteln	159	0	131	10	18
gesamt:		**650**	**201**	**284**	**91**	**74**

Grafische Darstellung des Schicksals von Patiententransporten nach Ueckermünde

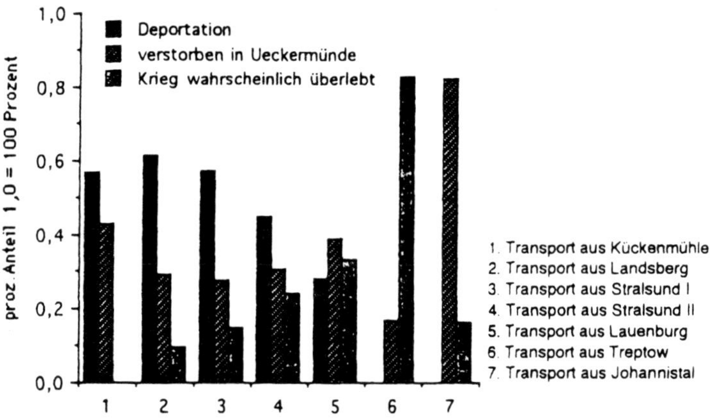

Es wird deutlich, daß die weiteren Deportationen in Tötungseinrichtungen sich zu einem erheblichen Anteil aus Patienten zusammensetzten, die bereits im Transport Ueckermünde erreichten. Das betraf 201 von insgesamt 889 aus Ueckermünde in Tötungseinrichtungen abtransportierten Patienten, das sind 23 %. Insgesamt wurden 30,1 % der 650 Patienten, die im Transport Ueckermünde erreichten, erneut deportiert. Da von den letzten beiden Transporten keine Patienten weiterverlegt wurden, erhöht sich der Prozentsatz bei den ersten 5 Transporten auf 45,3 %. Beachtenswert ist die hohe Zahl derer, die bereits 1936 und 1938 Ueckermünde im Transport erreichten und dann in Tötungstransporten weiterverlegt wurden.

Auch wenn sich für Ueckermünde damit Hinweise für eine Durchgangsanstalt ergeben, handelte es sich nicht um eine ausgesprochene Durchgangsanstalt der „Aktion T4", die direkt einer Tötungseinrichtung zugeordnet war. Die Patienten, die weitertransportiert wurden, kamen nach Neustadt, nach Kosten, nach Kückenmühle -Abteilung Warsow-, nach Meseritz-Obrawalde und ins KZ Sachsenhausen. Die Patienten kamen vor allem aus den pommerschen Anstalten Kückenmühle, Stralsund, Lauenburg und Treptow an der Rega. Gerade aus diesen Anstalten sind viele Patienten direkt in Tötungseinrichtungen abtransportiert worden. Die meisten dieser Transporte liefen bereits vor dem Herbst 1940, das heißt bevor Durchgangsanstalten eingerichtet wurden. Die Prozentzahlen der weitertransportierten Patienten und die frühe Ankunft der Patienten 1936 und 1938 in Ueckermünde sprechen gegen eine Vorbestimmtheit des Weitertransportes, die Auswahl ist in Ueckermünde erneut getroffen worden.

Als Tendenz ist sichtbar, daß im Laufe der Zeit die Zahl der erneut abtransportierten Patienten abnimmt, dafür die Zahl der in Ueckermünde gestorbenen Patienten steigt. Von der Annahme ausgehend, daß die meisten der deportierten Patienten den Krieg nicht überlebten, schwankt die Zahl dieser Patienten zusammen mit den in Ueckermünde Verstorbenen (ausgenommen die Treptower Patienten) zwischen 66,8 und 100 %.

Der Krankentransport aus Treptow/Rega vom 1.8.41 bildet eine Ausnahme. Hier findet sich eine große Anzahl fehlender Austragungen, die wahrscheinlich auf die Auflösung der Ueckermünder Anstalt im April 1945 zurückzuführen sind. Das würde jedoch bedeuten, daß 83 % dieser Treptower Patienten den Krieg überlebten.

Ein wichtiges Kriterium, das über Leben und Tod entschied, war die Arbeitsfähigkeit.[234] Möglicherweise wurden bei der Auflösung der Anstalt Treptow im Jahre 1941 die arbeitsfähigen Patienten in diesem Transport nach Ueckermünde zusammengestellt. Laut Aussage eines Treptower Arztes sollten die Fragebögen aus Berlin Grundlage für die Entscheidung sein, in welche Anstalt die Kranken bei Auflösung der Treptower Anstalt verlegt werden sollten. „Man hatte vor, sozial nicht brauchbare Kranke weiter nach dem Osten zu verlegen."[235] Bekannt sind Transporte Treptower Patienten nach Kosten, Meseritz-Obrawalde, in den Warthegau und in „eine andere Anstalt". Am 31.7.41 wurden 569 Patienten aus Treptow nach Meseritz-Obrawalde deportiert. Diese Aufnahmekapazität von Meseritz-Obrawalde läßt sich nur mit erneuten Deportationen oder Krankentötungen erklären. Am 1.8.1941 kamen die beschriebenen 47 Patienten nach Ueckermünde. Es waren die letzten Patienten, die Treptow vor der Schließung der Anstalt verließen.[236] Nur die Patienten, die auf dem Provinzialgut arbeiteten, blieben zurück.

Es ist sehr wahrscheinlich, daß die Treptower Patienten sich von den übrigen nach Ueckermünde transportierten Patienten durch ihre Arbeitsfähigkeit unterschieden. Es wird deutlich, daß unterschiedliche Gruppen unterschiedliche Überlebenschancen hatten. Die großen Unterschiede in der Sterblichkeit sind nur durch andere Betreuungsstandards, also letztendlich Tötung, zu erklären.[237]

3.5 Die Phase der „späten Krankenmorde" in der Ueckermünder Heilanstalt

Unterschiedliche Patientengruppen der Ueckermünder Anstalt hatten unterschiedliche Sterberaten. Die folgende Tabelle soll das verdeutlichen:

Patientengruppe	Zahl der Patienten[238]	Verstorbene	Sterbeziffer in %
Patienten der Anstalt von 1940 bis 1946	6469	3455	53,41
Patiententransport aus Treptow/Rega	47	8	17,02
Patiententransport aus dem Rheinland	159	131	82,39
nach § 42b eingewiesene Männer 1940-1945	80	20	25,00
Kriegsgefangene (nur bis 1941)	45	5	11,11
Bei Aufnahme jünger oder gleich 16 Jahre	582	349	59,97

Die Sterberaten bestimmter Patientengruppen der Ueckermünder Anstalt schwanken zwischen 11,11 und 82,39 %.

Kriegsgefangene sind in den Lagern als Arbeiter genutzt und gebraucht worden, die Treptower Patienten sind hauptsächlich als Arbeitskräfte nach Ueckermünde gekommen. Auch von gerichtlich Eingewiesenen ist bekannt, daß sie gern als Arbeitskräfte gebraucht wurden. Für viele andere Anstalten Deutschlands ist die Besserversorgung der arbeitenden Patienten auf Kosten derer, die nicht arbeiteten, bekannt, so in Sachsen bereits für 1938.[239]

Die Sterberate in allen deutschen Anstalten stieg von 1933 bis 1939 von 5 auf 6,6 Prozent.[240] Um die erhöhte Sterblichkeit während der Kriegsjahre beurteilen zu können, sei als Grundsterberate für die Ueckermünder Anstalt die Durchschnittssterberate von 1928 bis 1937 mit 6,13 Prozent festgelegt. Die Sterberaten stiegen in den meisten deutschen Anstalten, nicht nur in den bekannten Tötungsanstalten, dramatisch an, wiesen aber dennoch von Anstalt zu Anstalt starke Unterschiede auf. Das verdeutlicht die folgende Tabelle.

Entwicklung der Sterblichkeitsrate in Prozent der Gesamtpatientenzahl in 6 deutschen Anstalten 1936 bis 1945

Anstalten	1936	1937	1938	1939	1940	1911	1942	1943	1944	1945
Zwiefalten[241]	-	-	-	-	-	7,29	17,00	16,90	23,43	46,54
Emmendingen	2,99	4,03	3,97	5,25	5,50	7,62	10,97	10,89	12,69	8,03
Weinsberg	7,60	6,58	5,53	7,50	10,0	15,53	15,96	15,00	24,20	26,44
Wittenau	7,73	7,03	6,26	9,04	12,93	15,34	19,68	14,83	17,56	43,98
Ueckermünde	8,11	5,33	-	-	7,48	10,45	20,13	24,38	26,21	55,02
Bethel[242]	4,3	4,5	4,3	4,3	4,8	4,8	6,0	3,0	9,0	14,2

In der Tabelle fallen Bethel und Emmendingen mit den im Vergleich zu den anderen Anstalten geringen Sterberaten auf.

Bethel war die bekannteste Anstalt der Inneren Mission in Deutschland und die Nationalsozialisten fürchteten die Auseinandersetzung mit Bethel. So wurde Bethel von den Entwicklungen der übrigen Anstalten in dieser Zeit weitgehend verschont und auch als Anstalt nicht aufgelöst, wie es das Schicksal so vieler caritativen Einrichtungen im Nationalsozialismus war. Ein geplantes Hungersterben oder aktive Patiententötungen dürfen für Bethel ausgeschlossen werden. Von den Kriegsfolgen jedoch blieb Bethel nicht verschont, insofern könnte die Steigerung der Sterberate in Bethel während des Krieges der alleinigen Steigerung durch die Kriegsfolgen entsprechen, so wie sie auch für die deutsche Zivilbevölkerung zu beobachten war.

Für die drei Anstalten aus Baden-Württhemberg, Zwiefalten, Emmendingen und Weinsberg vermutet Faulstich unterschiedliche Funktionszuweisungen. Danach seien die Zahlen aus Emmendingen so etwas wie eine Basissterberate für ländliche deutsche Anstalten während des Krieges. 1944 wurde in der Emmendinger Anstalt ein Kriegslazarett eingerichtet und 189 Patienten wurden als Arbeiter für die Versorgung des Lazaretts zurückgelassen. Daraus läßt sich eine relativ gute Versorgung mit Lebensmitteln zur Aufrechterhaltung der Arbeitskraft ableiten. Faulstich unterscheidet ein dreistufiges „Hungersystem" in den psychiatrischen Anstalten während des Krieges, das vor allem die „unheilbaren" und arbeitsunfähigen Patienten treffen sollte:[243]

Stufe 1 : Reduzierte Kriegskost

Stufe 2 : Weitere Kostreduktion zugunsten der arbeitenden Kranken

Stufe 3 : Spezielle Hungerdiäten, die in Kombination mit Medikamenten in kurzer Zeit den Tod bedeuteten

Die reduzierte Kriegskost ist für das Ansteigen der Sterbeziffern von Bethel und Emmendingen zu vermuten. In den 4 übrigen in obiger Tabelle beschriebenen Anstalten stiegen die Sterberaten dramatisch an, wobei die Ueckermünder Anstalt 1936, 1942, 1943, 1944 und 1945 die höchsten Sterberaten aufweist. Für die Anstalt Weinsberg ist ab 1940 eine Vesperzulage für die arbeitenden auf Kosten der nichtarbeitenden Patienten bewiesen. Für Zwiefalten ist durch Aussage überlebender Patienten auch unterschiedliche Verpflegung belegt. Für die Wittenauer Heilstätten darf laut Faulstich ähnliches angenommen werden.[244]

Als drittes folgt ein Vergleich der Sterbezahlen der Ueckermünder Anstalt zu den Sterbezahlen der Stadt Ueckermünde[245]

Die Einwohnerzahl der Stadt Ueckermünde betrug 8 930 im Jahre1939 und 11 177[246] im Jahre1946. Die Belegungszahlen der Anstalt stiegen während des Krieges um etwa ein Drittel auf maximal 1200 Patienten an. Die Bevölkerungszahl der Stadt Ueckermünde wird in der Zeit des Krieges in etwa gleichbleibend gewesen und erst zum Schluß des Krieges durch die hohe Zahl von Flüchtlingen aus den ehemaligen Ostgebieten angestiegen sein. Die Stadt selbst wurde nicht durch Kriegseinwirkungen zerstört.

Die Sterbezahlen der Stadt Ueckermünde im Vergleich zu den Sterbezahlen der Anstalt Ueckermünde :

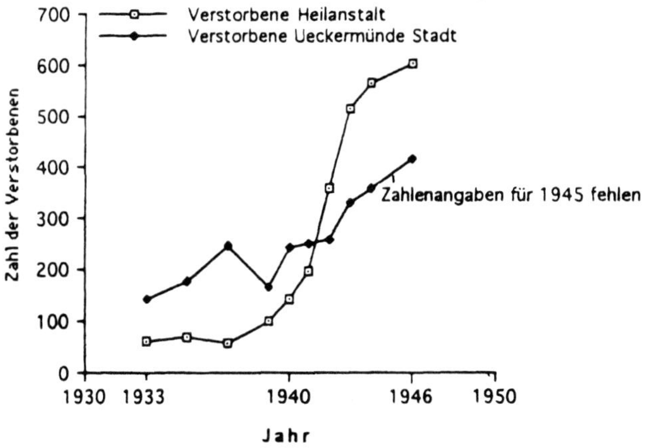

Während die Zahl der Verstorbenen der Heilanstalt 1933, 1935 und 1937 im Bereich weit unter der Hälfte der Verstorbenen der Stadt Ueckermünde liegt, steigt sie bereits 1939 auf über die Hälfte an. Ab 1941 verstarben in der Anstalt Ueckermünde mehr Menschen als in der gesamten Stadt. Es ist deutlich zu sehen, daß der Anstieg der Verstorbenen, trotz gleicher Betroffenheit durch die Kriegssituation beider Gruppen, nicht synchron verläuft. Ab 1939 müssen für die Menschen in der Anstalt deutlich schlechtere Verhältnisse als in der Stadt geherrscht haben, die bis zum Tode führten. Dabei wurden die Patienten, die in dieser Zeit im Rahmen der Krankenmordaktion abtransportiert wurden, noch nicht berücksichtigt.

Die unterschiedlichen Sterberaten in verschiedenen Patientengruppen der Anstalt, der Vergleich zu Sterberaten anderer deutscher Anstalten in dieser Zeit und der Vergleich zu den Verstorbenen der Stadt Ueckermünde sprechen dafür, daß eine Verschlechterung der Ernährungssituation und der Betreuungsbedingungen durch Kriegssituation als Erklärung für das Ansteigen der Anzahl der verstorbenen Patienten nicht ausreicht.

In einer Zeugenvernehmung einer ehemaligen Verwaltungsangestellten der Heilanstalt Ueckermünde im Prozeß gegen Eimann findet sich folgende Aussage: ,,Ich möchte sagen, daß die Vernichtung von Geisteskranken, so wie sie in anderen Heilanstalten erfolgt ist, in Ueckermünde nicht geschah, allerdings begann zu dieser Zeit die Quote der Todesfälle erheblich zu steigen. Ich kann dazu sagen, daß man einen Teil der Geisteskranken, darunter auch sehr viele Kinder, vorsätzlich hat verhungern lassen."[247]

Obwohl in diesem Prozeß auch drei ehemalige Ärzte der Ueckermünder Heilanstalt als Zeugen vernommen wurden, ist nie ein Strafverfahren für die Ueckermünder Anstalt selbst eingeleitet worden.

In einem Brief von Runckel, der im Auftrage der T4-Zentrale die Ueckermünder Anstalt 1944 besichtigte, an Prof. Nitsche vom 24. 7.1944 heißt es: „Der leitende Arzt, Herr Dr. Hilweg, läßt für die ausgerichteten Grüße herzlich danken und erwidern. Seine vorsichtig in Erfahrung gebrachte Einstellung gegenüber der Euthanasie ist durchaus positiv. Aus seinen Andeutungen glaube ich heraus gehört zu haben, daß er im gewissen Sinne bereits eine Art Sterbehilfe betreibt. Es wäre vielleicht zweckmäßig, sich einmal mit ihm persönlich über diese Frage eingehend zu unterhalten."[248]

Die übrigen Zeugen im Eimann-Prozeß und die befragten Zeitzeugen sprechen sich dahingehend aus, daß in der Ueckermünder Anstalt keine Patienten „totgespritzt" wurden. Eine gegenteilige Aussage existiert für Kinder der Heilanstalt und soll in dem entsprechenden Kapitel besprochen werden.

Demnach ist zu vermuten, daß in der Ueckermünder Anstalt die Patienten vor allem an Hunger, der gezielt zum Töten eingesetzt wurde, starben. Das bestätigen auch die Sterbediagnosen der Anstalt, bei denen sich neben „Lungentuberkulose" vor allem „Entkräftung" findet.

So wie in ganz Deutschland forderte diese zweite Phase der „Euthanasie", die dezentral in den Anstalten selbst erfolgte, auch in der Ueckermünder Anstalt mehr Opfer als die offizielle „Aktion T4".

Widerstand von Seiten der Angehörigen oder des Anstaltspersonals war in dieser Phase nicht nachweisbar.

3.6 Regionale Besonderheiten der Krankenmordaktion in Pommern

3.6.1 Die Krankenmorde in Pommern im Verhältnis zur „Aktion T4"

Vom 1.9. bis 5.9.1941 reiste eine Kommission der „T4-Zentrale" nach Pommern. Ihr gehörten Dr. Becker als Arzt, Trieb als Wirtschaftsfachmann und Wagner als Fotograf an. Diese Kommission bereiste auch andere Länder Deutschlands und scheint eine „Bestandsaufnahme" nach dem sogenannten Euthanasiestop gemacht zu haben, verbunden mit Vorstellungen zur weiteren Psychiatrieplanung in Deutschland.

Der „Abschlußbericht über die Planung Pommern", von Becker am 17.10.41 erstellt, enthält viele Hinweise, daß die Entscheidungen für die Psychiatrie in Pommern dezentral und unabhängig von der T4-Zentrale gefällt wurden:

„Pommern ist wohl einer derjenigen Gaue, die von sich aus am meisten selbständig geplant haben und ihre freiwerdenden Anstalten aus der Hand gegeben und anderen Zwecken zugeführt haben. Von 7600 Betten sind 4800 vergeben."[249]

In einem weiteren Bericht vom11.12.1942 finden sich folgende Angaben zur Psychiatrieplanung in Pommern: „Vor dem Kriege standen der Provinz 7 600 Psychiatrische Betten zur Verfügung. Da dies zum Teil Höchstbelegungszahlen sind, kann man einen Krankenbestand von zirka 7000 annehmen. ... Lauenburg, Stralsund, und Kückenmühle hat die Provinz von sich aus abgegeben, und in Treptow ist ebenfalls geräumt. ... so daß jetzt noch 2800 Betten vorhanden sind. Eine Reduzierung, die nicht mehr Planung genannt werden kann, da sie ganz willkürlich und ohne jede rechnende Vorausschau vorgenommen worden ist. Mit Schließungen von Anstalten, wie sie ein vorübergehender Tiefstand der Krankenzahl (Aktion) ermöglichte, kann leider die Morbidität der Bevölkerung nicht vermindert werden. Tatsache bleibt, daß vor dem Krieg ein Krankenstand von 7000 vorhanden war. Wenn wir jetzt nach dem Verhältnis von 2000 Betten auf 1 Mill. Einwohner als erforderlich 4 800 errechnen, so ist diese Zahl sehr niedrig und nur durch Hoffnungen auf gewisse Gesetzesauswirkungen zu halten."[250]

Die Verpachtung von durch die Krankenmordaktion freigewordenen Betten zu anderen Zwekken als dem des Gesundheitswesens – in Pommern vor allem an die SS – war nicht im Sinne der Verantwortlichen der T4-Zentrale. Hier wurde bereits an eine spätere therapieintensive „moderne Psychiatrie", sowie an im Notfall verfügbare Krankenhausbetten für die Zivilbevölkerung gedacht.

So wurde im weiteren Bericht der Kommission bemängelt, daß nicht wenigstens eine erhaltene Anstalt Pommerns in der Nähe einer Großstadt oder eines Kulturzentrums liegt, verkehrstechnisch sei diese Planung ungünstig. Für Treptow an der Rega vermerkte Becker: „Treptow war schon fast geräumt und sollte ebenfalls anderen Zwecken zugeführt werden. Viele Bettstellen standen verrottet im Freien. Hier wird wegen der Dringlichkeit der Bettenverwendung für Zwecke der Gesundheitsführung abgestoppt werden müssen." Hier stellt sich die Frage, ob Treptow erst nach Einspruch der T4-Zentrale Lazarett wurde und wofür die Anstalt von der Provinzialverwaltung Pommerns vorgesehen war. Fritz Hube, Verantwortlicher in der Provinzialverwaltung Stettin für die Heil- und Pflegeanstalten, sagte aus: „Bei dem Befehl zur Räumung der Anstalt Treptow war bekannt, daß die Anstalt als Unterkunft für die SS gebraucht wurde."[251]

Auch das Denken der Kommission von 1941 im Hinblick auf eine spätere „Heilpsychiatrie" wird im gegebenen Bericht deutlich. So ist für Ueckermünde eine „vorbildliche Insulinstation" vermerkt. Die gleiche Kommission bemängelte in ihrem Planungsbericht über noch östlichere Gebiete, daß ausgerechnet die Anstalten mit dem schlechtesten baulichen Zustand überlebten, wie zum Beispiel Wartha im Warthegau und Konradstein/Kocborow in Westpreußen. „Konradstein benötigt 1,5 bis 2 Millionen RM, wenn es nunmehr als einzige Anstalt einer für später erstrebenswerten modernen Psychiatrie dienen soll."

Dr. Banse, zur Zeit der Auflösung der großen pommerschen Anstalten Direktor in Ueckermünde, sagte aus, daß auch Ueckermünde die älteste und schlechteste Anstalt in Pommern war.[252]

Ein weiterer Aspekt, unter dem die Anstalten von der Kommission bewertet wurden, waren ihre Möglichkeiten, die Arbeitskraft der Patienten auszunutzen. Für Meseritz-Obrawalde wurden die Landwirtschaft und 8 Werkstätten und für Ueckermünde 8 gut und neuzeitlich eingerichtete Werkstätten vermerkt. Die Landwirtschaft der Heilanstalt Ueckermünde bestand nur bis zum 1.1.1939, eine Erklärung hierfür gibt der Bericht nicht.

Die Eigenständigkeit Pommerns zeigt sich vor allem in der Person des Oberpräsidenten und Gauleiters Schwede-Coburg. Sie wird bei den Entscheidungen, die die Heil- und Pflegeanstalten betreffen, und bei der frühen Krankenmordaktion deutlich. Diese eigenständigen Entscheidungen standen in Gegensatz und in Konkurrenz zu Absichten der „Aktion T4". Dies macht deutlich, daß innerhalb der nationalsozialistischen Diktatur ein kompliziertes Herrschaftsgefüge mit sektoralen und territorialen Teilherrschaften bestand. Diese behinderten sich einmal durch eine konkurrierende, zum anderen durch eine expansiv usurpierende Herrschaftspraxis gegenseitig.[253]

Doch in Pommern wurden Kranke auch über die „Aktion T4" „begutachtet" und getötet. Der Zeitpunkt, ab dem Fragebögen der T4-Zentrale Pommern erreichten und benutzt wurden, ist nur indirekt zu ermitteln.

Es existiert eine Liste der T4-Zentrale vom 31.8.1941, auf der sich einzelne Anstalten Deutschlands mit Angabe der Bettenzahl, ihrer Träger und einer Zahlenangabe von Fragebögen finden.[254] Es bleibt unklar, ob es sich um die Anzahl der an die einzelnen Anstalten verschickten oder der von den Anstalten rückläufigen Fragebögen handelt. Das Datum vom 31.8.1941 („Euthanasiestop") deutet auf eine abrechnende Funktion dieser Liste und nicht auf eine Planung hin. Die einzelnen Zahlenangaben bei den Fragebögen sind ungerade und nicht gerundet, so daß ebenfalls auf eine abrechnende Funktion im Sinne des bereits „Ausgefüllten" zu schließen wäre. In dieser Liste tauchen Stralsund, Lauenburg und Meseritz/Obrawalde nicht auf. Die Kückenmühler Anstalten sind aufgeführt, aber bereits mit der Trägerschaft Provinz Pommern und nicht mehr mit der der Inneren Mission. Weiterhin wurden für Pommern Ueckermünde, Treptow/Rega und diverse kleinere Einrichtungen, darunter viele Altersheime, aufgelistet. Dies könnte einen Hinweis für das Datum der Verschickung der T4-Fragebögen nach Pommern ergeben. Die Anstalten in Stralsund und Lauenburg wurden zum März 1940 aufgelöst. Der Träger von Kückenmühle, die Innere Mission, wurde im Mai 1940 enteignet und neuer Träger wurde der Provinzialverband Pommern. Treptow an der Rega wurde Anfang August 1941 aufgelöst. Da die Fragebögen vermutlich gleichzeitig an alle Anstalten Pommerns geschickt wurden, kommt die Zeit ab Mai 1940 in Frage. Davor erfolgten die Patientenmorde in Pommern über regionale Entscheidungen der Provinzialverwaltung in Stettin durch die SS in der Nähe von Neustadt und in Kosten.

Für das Nachbarland Mecklenburg wurde als Termin des Eintreffens der T4-Meldebögen der Sommer 1940 genannt.[255] In einer Zusammenstellung über die „Gutachtertätigkeit“ des Direktors von Eglfing-Haar Pfannmüller für die Reichsarbeitsgemeinschaft Heil- und Pflegeanstalten finden sich folgende Angaben: am 23.4.1941 und am 24.4.1941 schickte er je 200 beurteilte Fragebögen aus den Anstalten „Am Steinhof, Obrawalde“ und „Obrawalde, Langenhorn“ zurück.[256] Ein Hinweis dafür, daß auch Patienten aus Meseritz-Obrawalde über die „Aktion T4“ begutachtet wurden.

Für Ueckermünde ist die Zahl von 569 Fragebögen bei 912 Betten auf dieser Liste vermerkt. In der Zeit von Mai 1940 bis August 1941 erfolgten die Deportationen von 228 Patienten aus Ueckermünde.[257] Vor dem Mai 1940 wurden 540 Patienten aus Ueckermünde abtransportiert. Vermutungen über die Differenz der angegebenen Zahl der Fragebögen zu den abtransportierten Patienten wären:

1. Ausgefüllte Fragebögen sind von den „T4-Gutachtern“ mit „negativ“ beurteilt worden.
2. Durch die in Pommern bereits erfolgten Patientenmorde waren nicht mehr so viele Patienten, die unter die „Euthanasiebedingungen“ fielen, in Ueckermünde.
3. Der „Euthanasiestop“ im August 1941 unterbrach die „Aktion T4“ in Pommern.

Eine interessante Frage ist, wodurch die Anzahl der Fragebögen bestimmt wurde. Ursprünglich war von der T4-Zentrale die Vernichtung von 20 % der Anstaltsbewohner geplant, wobei diese 20 % nicht auf jede einzelne Anstalt zutrafen, sondern die entsprechenden Versorgungsprofile der einzelnen Anstalten berücksichtigt werden müssen. Die folgenden Angaben zu einzelnen Anstalten Deutschlands sind obengenannter Liste entnommen.

Anstalt	Land/Träger	Betten	Fragebögen
Heilanstalt Conradstein	Gauselbstverwaltung Danzig	2000	1323
LHA Treptow/Rega	Provinzialverwaltung Pommern	1220	798
Irrenanstalt Warta	Landeshauptmann Posen	500	429
Kückenmühler Anstalten	Provinzialverwaltung Pommern	280	559
Heilanstalt Warsow	fehlt	fehlt	101
Landesheilanstalt Ueckermünde	Provinzialverwaltung Pommern	912	569
Heilanstalt Sachsenberg	Land Mecklenburg	700	542
Landespflegeanstalt Arnsdorf	Sächs. Minister des Innern	1596	2125
Landesanstalt Großschweidnitz	Sächs. Minister des Innern	1080	876

Es fallen Anstalten, wie zum Beispiel Kückenmühle auf, für die mehr Fragebögen als vorhandene Betten eingetragen sind. Erklärungen könnten die kurz zuvor erfolgte und bei der Berechnung der Fragebögen noch nicht einkalkulierte Auflösung der Anstalt – eventuell wurden die Fragebögen auch vor der Auflösung von Ärzten aus Kückenmühle ausgefüllt – , eine erhöhte Aufnahmekapazität oder „durchlaufende" Patiententransporte sein, die dann erst entsprechend der „Aktion T4" beurteilt wurden. Ein Transport nach Kückenmühle - Abteilung Warsow - mit letztendlich unklarem Ziel verließ Ueckermünde am 22.10.1940.

Die Tabelle macht deutlich, daß die Fragebogenanzahl, die für Ueckermünde angegeben ist, im Vergleich zu anderen Anstalten in einem durchschnittlichen Bereich liegt. Warum Meseritz-Obrawalde auf dieser Liste nicht erwähnt ist, bleibt unklar, zumal Transporte von Meseritz-Obrawalde nach Brandenburg im Sommer 1941 belegt sind. Eventuell waren die Patienten dieser Transporte bereits von vorhergehenden Anstalten an die T4-Organisation gemeldet worden.[258]

Einen Hinweis auf eine eventuelle nachträgliche Meldung der Kranken, die in Neustadt und Kosten getötet wurden, an die T4-Zentrale in Berlin könnte eine erhaltene Liste aus Ueckermünde geben. Der Hefter, der diese Liste enthält, trägt die Aufschrift: „Ueckermünde, Männer, Neustadt – Kosten". An diesem Hefter befindet sich ein kleiner Zettel: „OSZ-Abt.T4". Die Abkürzung „OSZ" ist schwer zu deuten, der Hinweis auf „T4" eindeutig. In diesem Hefter befinden sich insgesamt 4 Listen. Auf der einen Liste finden sich namentlich die männlichen Patienten, die von Ueckermünde nach Neustadt und Kosten abtransportiert wurden. Diese Liste wurde eindeutig nachträglich geschrieben, da die Daten der Abtransporte vom 23.11.1939 bis 27.2.1940 nach den entsprechenden Namen ständig wechseln. Es muß ein Interesse bestanden haben, diese Transporte nachträglich listenmäßig zu erfassen. Auf den anderen Listen des Hefters finden sich die Namen der männlichen Patienten, die am 20.10.1940 nach Kückenmühle - Abteilung Warsow -, am 13.11.1940 nach Meseritz-Obrawalde und am 17. 4.1941 nach Brandenburg-Görden transportiert worden sind. Insgesamt enthält der Hefter alle männlichen Patienten, die bis zum „Euthanasiestop" aus Ueckermünde deportiert worden sind.

1940 wurde in der Landesheilanstalt Ueckermünde ein Krematorium gebaut. Der Bau dieses Krematoriums in dieser Zeit erscheint bedeutungsvoll.

In der Festschrift zum 100-jährigen Bestehen finden sich dazu folgende Angaben: „Nachdem die Therapiestation neu eingerichtet und in Betrieb genommen war, sollte auf die Anordnung der Nazi-Gauleitung ein Verbrennungsofen installiert werden. Gegen diese Zumutung setzte sich Dr. Banse ganz entschieden zur Wehr. Er wurde daraufhin am 27. 4.1940 als Direktor abgelöst. ... Schließlich wurde das ‚Krematorium' unter dem Direktorat von Hilweg doch noch in die Nähe der Leichenhalle und der Prosektur gebaut; es konnte jedoch infolge eines durch einen Konstruktionsfehler hervorgerufenen zu schwachen Gasdruckes die ihm zugedachte Aufgabe nicht erfüllen und diente nur der Einäscherung von im Krankenhaus Verstorbenen."[259]

In einer Zeugenaussage findet sich der Satz: „Dr. Banse wurde deshalb versetzt, weil er sich der Einrichtung und Benutzung einer Verbrennungsanlage für Geisteskranke widersetzte."[260]

Eindeutig ist, daß die Einäscherungen im Krematorium stattfanden. Im Totenbuch der Ueckermünder Anstalt findet sich am 7.12.1940 der Vermerk: „Beginn der Einäscherungen". Vor diesem Datum wurden auf dem Anstaltsfriedhof Leichen bestattet, als Begräbniszeit ist meist 14.00 Uhr vermerkt. Ab 3.1.1941 finden sich in der Rubrik „Begräbniszeit" nächtliche Uhrzeiten, auch wenn die Urnen an die Heimatadressen versandt wurden. So sind beispielsweise vom 7.4.1941 bis 30.6.1941 als „Begräbniszeit" 31 mal Zeiten zwischen 22.00 Uhr und 2.30 Uhr und nur zweimal die Zeit von 14.00 Uhr vermerkt. Bei der letzteren Zeitangabe handelte es sich um einen polnischen und einen französischen Kriegsgefangenen, die möglicherweise nicht eingeäschert wurden. Zu vermuten ist, daß unter der „Begräbniszeit" die Zeit der Einäscherung vermerkt wurde, das heißt, das Krematorium arbeitete nachts. Bis zum 6.11.1944 erfolgten laut Totenbuch zum größten Teil Urnenbestattungen, bei den hohen Sterbeziffern in Ueckermünde ein Beweis für die Funktionsfähigkeit des Krematoriums.

So stellt sich die Frage, ob etwas anderes als das Krematorium geplant war, was dann nicht funktionierte.

Die Zeitangabe April 1940 würde mit dem Bau von Gaskammern in Tötungseinrichtungen durch die „Aktion T4" in Deutschland übereinstimmen. Eigenartig ist die Angabe des zu geringen Gasdruckes, da „T4" mit Kohlenmonoxid aus Gasflaschen tötete und über eigenes technisches Personal mit entsprechenden Erfahrungen verfügte. Auch findet sich keinerlei Hinweis der T4-Zentrale, daß in Ueckermünde Ähnliches vorgesehen war.

Der Hinweis auf einen Verbrennungsofen, der auf Antrag der Nazi-Gauleitung installiert werden sollte, könnte auch bedeuten, daß eine regionale Entscheidung, in Ueckermünde selbst Patienten zu töten, verfolgt wurde. Der Gauleiter Schwede-Coburg ging ja schon bei den ersten Krankenmorden in Pommern eigene Wege. In diesem Zusammenhang fällt auch der Austausch Dr. Banses mit Dr. Hilweg, der als neuer Direktor von Meseritz-Obrawalde nach Ueckermünde kam, auf. Dr. Hilweg wird als sehr unbeliebt und als ganz rabiater Mensch beschrieben.[261] Es sei außerdem an den Brief Runckels an Nitsche erinnert, in dem steht, daß die vorsichtig in Erfahrung gebrachte Einstellung Hilwegs gegenüber der Euthanasie durchaus „positiv" wäre.[262]

Dr. Banse widersetzte sich später auch den ihm von Grabrowski angetragenen Tötungsabsichten in Obrawalde.

Der Austausch dieser Ärzte läßt die Frage aufkommen, warum ein dem Tötungsgedanken ergebener Arzt 1940 aus Obrawalde, das später Tötungsanstalt wurde, nach Ueckermünde geholt wurde, und warum ein Arzt, der deutlich seinen Widerstand den Tötungen gegenüber artikulierte, ausgerechnet als Direktor in eine spätere Tötungsanstalt berufen wurde. Das läßt nur den Schluß zu, daß der Beschluß, Obrawalde zur Tötungseinrichtung umzufunktionieren, zu einem späteren Zeitpunkt gefaßt wurde.

Wenn aber nur der Bau eines Krematoriums geplant war und keine Tötungsabsicht, wie auch immer ausgeführt, dahinterstand, ist der Widerstand Dr. Banses, der mit seiner letztendlichen Versetzung endete, nicht zu verstehen.

Eine weitere Frage ist, warum von den vier großen pommerschen Anstalten des Provinzialverbandes ausgerechnet Ueckermünde überlebte. Hierfür gibt es keine gesicherten Gründe. Vermuten lassen sich folgende Ursachen:

1. Die Ueckermünder Anstalt war die älteste mit den schlechtesten Bedingungen. Ein Unterbringen der psychisch Kranken als „unnütze Mitglieder der Volksgemeinschaft" unter diesen Bedingungen entspricht damaligem Denken.

2. Ueckermünde war möglicherweise bereits in dieser Zeit als Tötungseinrichtung vorgesehen. Sicher ist, daß später eine „Kinderfachabteilung" zur Tötung von behinderten Kindern eingerichtet wurde. Es ergeben sich aber auch Hinweise für eine beabsichtigte Tötung erwachsener Patienten in größerem Umfang. Auffällig sind die hohen Sterberaten ab 1941.

3. Ueckermünde verfügte über eine gut arbeitende Insulinstation, auf die alle zuständigen Fälle der Wehrmacht überwiesen wurden.[263] Eventuell lag bereits 1940 ein Interesse der Wehrmacht am Erhalt der Ueckermünder Anstalt vor. Bekannt ist auch ein Interesse Schwede-Coburgs für die Insulinbehandlung in Ueckermünde.[264]

3.6.2 Die Krankentötungsaktionen in Pommern im Vergleich zu anderen Regionen Deutschlands

Die entscheidenden Tatsachen, die Pommern bezüglich der Krankenmordaktion von den meisten anderen Regionen Deutschlands unterscheiden, sind:

1. der frühe Beginn der Krankenmorde unabhängig von der „Aktion T4“
2. die frühen umfangreiche Räumungen der Anstalten und
3. ihre nachträgliche fast ausschließliche Nutzung durch die SS.

Es finden sich lediglich Parallelitäten zu noch östlicheren Gebieten, wie zu Ostpreußen und zu besetzten polnischen Regionen, z.B. zum Warthegau und zu Westpreußen.

Im Rheinland dagegen wurden die Abtransporte der Anstaltspatienten von den Provinzial-Landesräten Prof. Creutz und Dr. Kitz bis zum März 1941 herausgezögert. Daraufhin bereiste eine T4-Kommission aus Berlin einige Rheinländer Anstalten und „untersuchte“ die Patienten. Bald darauf setzten auch hier die Transporte in den Tod ein. Es wurden jedoch durch die T4-Krankenmordaktion im Vergleich zu Pommern nur 1951 Kranke, das waren 7,5 % der rheinländischen Patienten erfaßt.[265] Die Anstaltspatienten des Rheinlandes waren vor allem später von Abtransporten betroffen. Die Aktion „Brandt“ betraf vor allem die Anstalten des Rheinlandes. Nur wenige der in dieser späten Kriegszeit Abtransportierten überlebten den Krieg.[266]

In Sachsen sind bereits 1938 einschneidende Abstriche in der Betreuung der Patienten bis hin zu Krankenmorden in den Anstalten selbst bekannt. 1938 erfolgte die Einführung einer fettarmen und fleischlosen Sonderkost für bereits hinfällige und „niedergeführte“ Kranke. Im Jahre 1939 erhielten schon über 50 % der Anstaltsbewohner des Landes Sachsen diese Kost. Die Entscheidung zur Sonderkost beruhten auf Anweisungen der Landesregierung, eine Parallele zu den frühen Krankenmorden in Pommern. Von 1940 bis 1941 wurden über die Hälfte der Anstaltspatienten Sachsens im Rahmen der „Aktion T4“ gemordet.[267]

In einer Berichterstattung der T4-Zentrale über fremdgenutzte Heilanstaltsbetten finden sich Angaben über Deutschland insgesamt und über die anteilige Fremdnutzung von Betten konfessioneller und privater Anstalten. Das Datum der Entstehung ist nicht genau bekannt, zu vermuten ist das Jahr 1942 nach Berichterstattung der T4-Kommission von Dr. Becker. Die folgende Tabelle stellt diese Angaben in Vergleich zu Pommern.

	Deutschland[268]	Pommern (nur große Anstalten)[269]
Heilanstaltsbetten insgesamt	282.696	7.600
(mit Fremdnutzung) davon:		
in staatlichen Anstalten	219.407	6.400
in konfessionellen oder privaten Anstalten	63.289	1.200
Fremdgenutzte Betten insges.	93.521	4.800
davon:		
in staatlichen Anstalten	41.982	3.600
in konfessionellen und privaten Anstalten	51.539	1.200

Von den gesamten Heilanstaltsbetten in Deutschland wurden 33,1 % anderen Zwecken zugeführt, in Pommern waren es 63,1 %. Das könnte auch ein Indiz für eine höhere Mordrate in den ersten Kriegsjahren an den pommerschen Patienten sein, da die Patienten der Transporte, die Pommern verließen, kaum überlebt haben werden. Für Ueckermünder, Stralsunder, Treptower und Lauenburger Patienten kann Letzteres mit Sicherheit behauptet werden, für Kückenmühle fehlen entsprechende Angaben.

Eine der Provinz Pommern ähnliche Verringerung der Bettenzahl berichtete die oben beschriebene T4-Kommission vom Warthegau: „Der Warthegau benötigte nach Einwohnerzahl 9 000 psychiatrische Betten, hat aber nur 1 840 Betten. Durch die starken Verlegungen des Warthegaus kommt dieser Gau mit der viel zu geringen Bettenzahl jetzt gerade noch aus."[270]

Obwohl die konfessionellen und privaten Anstalten in Deutschland über insgesamt viel weniger Betten verfügten als die staatlichen Anstalten, stellten sie den überwiegenden Teil der fremdgenutzten Betten.

In Pommern wurden mehr Betten von Staatlichen Anstalten fremdgenutzt, es gab jedoch nur eine große konfessionelle Einrichtung, Kückenmühle. Kückenmühle wurde enteignet und bis auf eine kleine Außenstelle an die SS verpachtet, so daß in Pommern keine Heilanstaltsbetten in größeren konfessionellen Häusern verblieben.

Wurden in Deutschland insgesamt Anfang 1942 19,1 % der staatlichen Anstaltsbetten fremdgenutzt, so waren es in Pommern 56,2 %.

In einer Zusammenstellung fremdgenutzter Betten von staatlichen Heilanstalten nach einzelnen Ländern von Anfang 1942 finden sich folgende Zahlenangaben:[271]

Anzahl ehemaliger Heilanstaltsbetten, verpachtet an:

Land/Provinz	SS	Wehrmacht/Lazarett	Sonstiges
Pommern	2.415	1.220	-
Mecklenburg	-	500	640
Sachsen	120	4.608	5.195
Westfalen	-	2.673	1.946
Ostpreußen	2.400	2.500	200

Insgesamt wurden in Deutschland bis zum Januar 1942 insgesamt 93 521 Betten in Heil- und Pflegeanstalten einer anderweitigen Verwendung zugeführt. 14 verschiedene Möglichkeiten der Fremdnutzung werden aufgeführt, auszugsweise seien erwähnt:[272]

neuer Verwendungszweck	Bettenzahl
Reservelazarett	31.085
Hilfskrankenhaus	8.995
SS	7.170
Wehrmacht	9.860
Umsiedler	8.577
Kriegsgefangene	4.602
Tbc-Asylierung	4.620
Sonstiges	18.612

In einer Anmerkung dieser Statistik der T4-Zentrale heißt es: „Der SS wurden mehrere große Anstalten überlassen, z.B. die Kückenmühler Anstalten mit 1200 Betten als SS-Kaserne, die Anstalt Stralsund mit 1200 Betten als SS-Kaserne, die Anstalt Lauenburg mit 1000 Betten als Unteroffiziersschule der Waffen-SS, die Anstalt Treskau mit 1000 Betten für ein Einsatzbataillon der SS-Leibstandarte Adolf Hitler, die Anstalt Karlshof/Ostpreußen mit 1000 Betten als Kaserne der SS-Verfügungstruppe, die Anstalt Wehlau/Ostpreußen mit 1500 Betten gleichfalls als Kaserne der SS-Verfügungstruppe und andere mehr“.[273]

7,7 % der in Deutschland insgesamt fremdgenutzten Anstaltsbetten wurden an die SS verpachtet. In Pommern waren es 73,6 % der abgegebenen Betten. Es konnte nicht geklärt werden, wo die Anstalt Treskau liegt, sie bleibt deshalb unberücksichtigt. Von den insgesamt 7170 Betten, die in Deutschland an die SS gingen, kamen allein 5900 Betten, das sind 82,3 % aus Pommern und Ostpreußen.

Erklärung für den vorrangigen Zugriff der SS auf ehemalige Heilanstalten in den östlichen Gebieten könnte ihr hauptsächlicher Einsatz im östlichen Raum sein. Zu denken ist auch an persönliche Bekanntschaften und Absprachen, wie sie bei Schwede-Coburg und Himmler deutlich wurden.[274] Die Krankenmorde im Nordosten Deutschlands führte anfangs die SS aus, die Anstalten wurden auf diese Weise „geräumt". Auch hieraus erklärt sich ein möglicher und schneller Zugriff der SS. Die in den frühen Krankenmorden vorweggenommene NS-Vernichtungspolitik gegen Deutsche, die ihrer Zeit voraus war, spiegelt sich auch in der ersten Deportation von Juden deutscher Staatsangehörigkeit, die sich ebenfalls in Pommern ereignete. Am12. Februar 1940 wurden über 1000 jüdische Menschen aus Stettin und Umgebung ohne Vorankündigung nachts aus ihren Wohnungen geholt und ins Generalgouvernement bei Lublin deportiert, wo bis März 1940 bereits 230 von 1360 Menschen umkamen. In Pommern trafen sich zeitlich und örtlich äußerer und innerer Rassismus, trafen sich Krieg nach außen und nach innen im Versuch einer rassistischen Neuordnung Europas.[274a]

4. Kinder und Jugendliche in der Ueckermünder Heilanstalt 1933 – 1945

4.1 Grundlegendes zur „Kindereuthanasie“ und zur Kinder- und Jugendpsychiatrie im Nationalsozialismus

4.1.1 Der Reichsausschuß zur wissenschaftlichen Erfassung erb- und anlagebedingter schwerer Leiden und die von diesem geleitete Kinderkrankenmordaktion

Die Krankentötungen an behinderten Menschen im 3. Reich begannen mit der Organisation der „Kindereuthanasie“. Am 18.8.1939 wurde vom Reichsministerium des Innern ein geheimer Runderlaß herausgegeben, durch den Hebammen und Ärzte verpflichtet wurden, Kinder mit schweren angeborenen Leiden an die zuständigen Gesundheitsämter zu melden. In den entsprechenden Anweisungen waren als schwere angeborene Leiden aufgelistet:

1. Idiotie sowie Mongolismus
2. Mikrocephalie
3. Hydrocephalus schweren, bzw. fortschreitenden Grades
4. Mißbildungen aller Art, besonders Fehlen von Gliedmaßen, schwere Spaltbildungen des Kopfes und der Wirbelsäule usw.
5. Lähmungen einschließlich Littlescher Erkrankung

Im dazugehörigen Fragebogen war unter anderem vom Arzt die Frage zu beantworten: „Ist nach ärztlicher Ansicht eine Besserung oder Heilung zu erwarten?“ Eine Frage, die für Neugeborene und Kleinstkinder nicht zu beantworten ist, gibt es doch immer Chancen der Nachreifung.[275]

Vorerst waren Kinder bis zum Alter von 3 Jahren zur Erfassung vorgesehen, später wurden auch ältere Kinder in die Aktion einbezogen. In einer Zeugenaussage von Mennecke findet sich diese Erweiterung der Altersgrenze auf 8, später 12 und, wie er meinte, auch auf 16 bis 17 Jahre. Mennecke erklärte dies als Ersatz für die im August 1941 gestoppte „Aktion T4“.[276]

Die Amtsärzte der Gesundheitsämter meldeten diese Kinder an den „Reichsausschuß zur wissenschaftlichen Erfassung erb- und anlagebedingter schwerer Leiden“. Der Reichsausschuß diente zur Tarnung der „Kindereuthanasie“ und wurde zur leitenden Zentrale der groß angelegten Kindermordaktion. Dieser Ausschuß soll aus einem Berufungsgremium für strittige Fälle des Gesetzes zur Verhütung erbkranken Nachwuchses hervorgegangen sein.[277] Das wäre ein Beweis für den Gedanken, daß die „Kindereuthanasie“ das Bindeglied zwischen Verhütung und Vernichtung „lebensunwerten Lebens“ darstellt.[278]

Der Sitz des Reichsausschusses war direkt in der Kanzlei des Führers. Dort wurden die bis zum Kriegsende eingehenden Meldebögen von Dr. Hans Hefelmann und Richard von Hegener, zwei Nichtmedizinern, sortiert und die ihrer Meinung nach für die Tötung in Frage kommenden Fälle wurden den für die „Kindereuthanasie“ verantwortlichen Gutachtern, Prof. Catel, Prof. Heinze und Dr. Wentzler, zugesandt. Ebenso wie später bei der „Aktion T4“ wurden die Fragebögen von den Gutachtern ohne Krankenblatt und ohne die Patienten je gesehen zu haben, „beurteilt“ und nach „lebenswert“ und „lebensunwert“ geschieden. Aus diesem Grund waren die jeweiligen Befunde und die Angaben der Amtsärzte zu den Entwicklungsmöglichkeiten des Kindes durchaus bedeutend. In einigen Fällen wurden vom Reichsausschuß zusätzlich nach Einweisung der Kinder in entsprechende Anstalten von diesen ein Befundbericht über das Kind verlangt und das Kind nicht nur nach Meldebogen, sondern nach diesem Befundbericht von den Gutachtern beurteilt.[279] Teilweise wurden diese Kinder dann nach beschlossener Tötung ein zweites Mal in die „Kinderfachabteilung“ aufgenommen. Es gab auch kinderpsychiatrische Abteilungen, die vornehmlich die Befunde für den Reichsausschuß erstellten, wie zum Beispiel die Rheinische Landesklinik für Jugendpsychiatrie Bonn. Die Kinder wurden danach in anderen Einrichtungen getötet.[280]

Der Reichsausschuß benachrichtigte die zuständigen Gesundheitsämter und die Ärzte der zur Tötung vorgesehenen „Kinderfachabteilung“ über die Entscheidung zur „Euthanasie“. Die Ärzte der Tötungsanstalt wurden darüber informiert, daß das jeweilige Kind vom Amtsarzt eingewiesen werden wird, daß das Kind „behandelt“ werden dürfe und über das „Ergebnis der Behandlung“ zu berichten sei. Lag die Ermächtigung zur sogenannten Behandlung des Kindes bei Aufnahme in der Kinderfachabteilung noch nicht vor oder wurde noch ein Befundbericht angefordert, so wurde das Kind erst bei Vorliegen der Tötungsermächtigung Patient der „Kinderfachabteilung“.

Über die Gesundheitsämter wurden die Eltern aufgefordert, ihr Kind in die vorgesehene Anstalt zu bringen. Die Eltern wurden über den wahren Einweisungsgrund getäuscht, ihnen wurde eine erfolgversprechende Behandlung ihrer Kinder in Aussicht gestellt. Eltern, die mit einer Einweisung ihrer Kinder nicht einverstanden waren, wurde auch mit Entzug des Sorgerechtes gedroht. Außerdem gerieten Eltern behinderter Kinder zunehmend unter wirtschaftlichen Druck, wurden zum Beispiel Kinderbeihilfen nur für gesunde Kinder gezahlt. Ebenso ist die Zusammenarbeit mit den Arbeitsämtern bekannt, die alleinstehende Frauen mit behinderten Kindern vorzugsweise zur zwangsweisen Arbeit heranzogen. Es gab jedoch keine rechtliche Handhabe, die Kinder gegen den Willen der Eltern in der Anstalt zu behalten.[281]

Die Einrichtungen, in denen sich Ärzte zur Kindertötung bereit fanden und die über den Reichsausschuß bestimmt wurden, nannten sich zur Tarnung „Kinderfachabteilung". Bis zum Kriegsende wurden etwa 30 „Kinderfachabteilungen" vorwiegend an Heil- und Pflegeanstalten, aber auch an Universitätskliniken und an Kinderkrankenhäusern eröffnet. Laut Hefelmann war für die Auswahl der Anstalten entscheidend, daß die Leiter „den sogenannten Euthanasiegedanken nicht ablehnten". Die „Kinderfachabteilungen" waren nie selbständig wie die Tötungsanstalten der „Aktion T4", sondern anderen Einrichtungen angegliedert, in vielen Fällen gab es auch keine eigene Abteilung, sondern die „Reichsausschußkinder" lagen unter den übrigen Kindern auf einer normalen Station. [282]

Anders als bei der „Aktion T4" wurden die Kinder in einigen „Kinderfachabteilungen" sehr ausführlich internistisch und neurologisch untersucht, beobachtet, eine psychologische Intelligenzdiagnostik wurde durchgeführt, eine apparative Diagnostik, wie eine Schädelröntgenuntersuchung, Röntgenuntersuchung des Handwurzelskeletts und Pneumencephalographie sowie eine Liquordiagnostik gefordert.[283] Einige „Kinderfachabteilungen" erhielten bestimmte Forschungsaufgaben, wie genaue Untersuchungen bestimmter Krankheitsbilder mit dazugehörigen organischen Befunden, die durch Sektionen der getöteten Kinder gewonnen wurden, Erbforschungen und Testungen von Impfungen. Bevor Kinder von Ärzten getötet wurden, wurden einige von ihnen schmerzlichen Versuchen unterzogen, an denen nicht wenige Kinder bereits verstarben.[284]

„Behandlung" war das Deckwort für Tötung. Getötet wurde auf den „Kinderfachabteilungen" meist nach dem „Luminalschema nach Nitsche", durch fraktionierte Gaben des Barbiturates Luminal. Luminal wurde in unterschiedlichen Weisen appliziert, als Tabletten, als Klistier, auch aufgelöst als Getränk oder ins Essen gemischt. Die Kinder fielen in einen Dauerschlaf und nach kurzer Zeit stellten sich auf Grund der Atemdepression und des oft schlechten Allgemeinzustandes Bronchitiden und Lungenentzündungen ein. Mit Hilfe dieses Vorgehens wurde der Giftmord kaschiert, die Kinder starben scheinbar eines natürlichen Todes. Auch Todesspritzen aus Präparatgemischen von Morphium und Scopolamin fanden Anwendung. Bekannt ist auch zum Beispiel für Eglfing-Haar, daß Kinder der „Kinderfachabteilung" zu Gunsten noch arbeitsfähiger Patienten ab 1942 unterernährt wurden. [285]

4.1.2. Die Einbeziehung von Kindern in die „Aktion T4"

Kinder wurden in die „Aktion T4" einbezogen, so gibt es eine Zeugenaussage, daß in Grafeneck, der ersten T4-Tötungsanstalt, 6- bis 13-jährige Kinder getötet wurden. Auch für Hadamar und Hartheim ist das Töten mit Kohlenmonoxid von

Kindern im Rahmen der „Aktion T4“ belegt.[287] Aus Eglfing-Haar beispielsweise wurden 36 Kinder mit der „Aktion T4“ deportiert.[288] Aus der späteren „Kinderfachabteilung“ Kalmenhof wurden 232 Zöglinge nach Hadamar transportiert.[289] Erst nach dem Stop der „Aktion T4“ wurde 1942 im Kalmenhof eine „Kinderfachabteilung“ eingerichtet, diese „Kinderfachabteilung“ scheint ein Ersatz für die unterbrochene „Aktion T4“ gewesen zu sein.

Der Leiter des Reichsausschusses, Hefelmann, sagte vor Gericht 1960 folgendes aus: „Von den Meldungen sollten nach dem bereits genannten Runderlaß nur die Neugeborenen und solche Kinder, die das dritte Lebensjahr noch nicht vollendet hatten, erfaßt werden. Mir ist bekannt, daß später auch ältere Kinder in die Kinderaktion einbezogen wurden. Die Ursache hierfür war folgende: Diese Kinder waren im Rahmen der ‚Großaktion T4‘ erfaßt worden. Viele Ärzte hatten dagegen protestiert, daß die im Rahmen der ‚Aktion T4‘ geübte „summarische Methode“ auf Kinder angewendet würde. Im Verfolg dieses Protestes wurden diese Kinder einschließlich der bei der ‚T4‘ über sie entstandenen Vorgänge (Meldebogen, Gutachten pp.) dem Reichsausschuß zur Verfügung gestellt. Wann dies war, kann ich nicht mehr genau sagen; ich wage auch nicht, eine ungefähre Schätzung zu sagen, es muß aber vor dem Stop der ‚Großaktion T4‘ gewesen sein.“[290]

Aber auch der umgekehrte Weg von Kindern ist bekannt: Kinder, die vom Reichsausschuß wahrscheinlich beurteilt, aber nicht zur Tötung vorgesehen waren, sind von einer „Kinderfachabteilung“ in eine Anstalt für Erwachsene verbracht und anschließend nach Meseritz-Obrawalde deportiert worden.[291]

4.1.3 Vorstellungen zur Planung von Kinder- und Jugendpsychiatrie im Nationalsozialismus im Spannungsfeld zwischen therapeutischem Aktivismus, Asylierung und Krankentötung

1942 unterbreitete Dr. Hans Heinze, Direktor der Landesanstalt Görden und Leiter der dortigen Kinderabteilung und einer der führenden Kinder- und Jugendpsychiater des „Dritten Reiches“, „Vorschläge für eine zukünftige Neugestaltung jugendpsychiatrischer Anstalten“.[292] Diese Vorschläge sind gesammelt bei den T4-Dokumenten, dürften also richtungsweisend für eine zentrale Psychiatrieplanung des damaligen Deutschlands gewesen sein. In diesen Vorschlägen wird das Paradigma damaliger Psychiatrie „Heilen und Vernichten“[293] auch für die Kinder- und Jugendpsychiatrie deutlich. Nitsche forderte eine ausführliche Diagnostik, eine differenzierte Unterbringung und ein Ausschöpfen der Therapie für die Patienten, bei denen Hoffnung auf Heilung oder eine Hoffnung auf Erwerb einer nutzbringenden Arbeitskraft bestand. Jene aber, die voraussichtlich keinen Wert für die Volksgemeinschaft hatten, sollten rechtzeitig ausgesondert und „ausgemerzt“ werden.

Im folgenden soll Heinzes Plan in Auszügen wiedergegeben werden, um zu verdeutlichen, daß Therapie und Töten eine Einheit bildeten im Denken damaliger Psychiater. Im Vordergrund stand nicht das Individuum, sondern das Interesse der „großen Gemeinschaft, die Volksgesundheit".

Heinze schlug vier verschiedene Anstaltszweige für Kinder und Jugendliche vor:

1. Jugendpsychiatrisch geleitete Aufnahme- und Beobachtungsabteilungen
2. Abteilungen für jugendliche Nerven- und Geisteskranke
3. Abteilungen für Schwachsinnige
4. Sondererziehungsabteilungen

Die *Beobachtungabteilungen* sollten vor allem der Beobachtung von Fürsorgezöglingen dienen zum Zwecke der Differenzierung und Aufstellung eines bestimmten Erziehungs- und Behandlungsplanes. Im Vordergrund der Beobachtung sollten jedoch erbbiologische Überlegungen stehen. Heinze schrieb: „Sowohl für die Geisteskrankenfürsorge als auch für die Fürsorgeerziehung bedeutet es eine unerlässliche nationalsozialistische Forderung, an den Anfang unseres Handelns individuell und sippenmäßig die Wertbestimmung jedes einzelnen Zöglings und Kranken zu stellen. Bereits im Jahre 1937 hat z.B. ein Aufsatz im Schwarzen Korps ... eine reinliche Scheidung zwischen den für die Volksgemeinschaft wertvollen und wertlosen Zöglingen gefordert. Es sei ferner hingewiesen auf das Gesetz zur Verhütung erbkranken Nachwuchses, das ausdrücklich verlangt, daß nicht nur sämtliche Zöglinge der Heil- und Pflegeanstalten ..., sondern auch die Fürsorgezöglinge ... auf das Vorhandensein von Erbkrankheiten untersucht werden müssen. ... Eine so ausgebaute jugendpsychiatrische Mitarbeit im Fürsorgeerziehungswesen wird aber vor allen Dingen dazu beitragen helfen, überflüssige Kosten zu ersparen, unnütze erzieherische Versuche zu vermeiden und damit erzieherische Enttäuschungen zu ersparen, die Anstaltserziehungsbedürftigen auszusondern und Unerziehbare wegen erheblicher geistiger und seelischer Regelwidrigkeiten gemäß § 73 RJWG rechtzeitig auszumerzen."

Die Schaffung besonderer *Abteilungen für nerven- und geisteskranke Kinder und Jugendliche* forderte Heinze mit dem Argument, daß es nicht ginge, daß sich „jugendliche Epileptiker und Schizophrene neben nur umweltgeschädigten, aber erbbiologisch voll tauglichen jungen Menschen, schwachsinnige Jugendliche leichteren, mittleren und schwereren Grades neben Kinder mit Folgezuständen einer cerebralen Kinderlähmung usw." in der gleichen Abteilung aufhalten würden.

Für die *Abteilung für schwachsinnige Kinder und Jugendliche* forderte Heinze Unterscheidungen nach anstaltspflegebedürftigten und anstaltserziehungsbedürftigen Kindern, die Einweisung sollte nach vorheriger eingehender jugendpsychiatrischer Beobachtung erfolgen. „Nur in solchen jugendpsychiatrisch geleiteten ... Anstalten für Schwachsinnige können die dem Reichsausschuß zur wissenschaftlichen Erfassung von erb- und anlagebedingten schweren Leiden gestellten Aufgaben einwandfrei gelöst werden.“ Für die Abteilungen für bildungsfähige Schwachsinnige forderte Heinze die genaue Klärung der Ursache des Schwachsinns und eine bessere Ausbildung der praktischen Fähigkeiten dieser Patienten.

Die *Erziehungsabteilungen* sollten nach Heinze in „solche für vorwiegend umweltgeschädigte und in solche für vorwiegend anlagemäßig charakterlich abartige Kinder“ geschieden werden. „Im Kampf gegen die Gemeinschaftsunfähigen erwächst die weitere jugendpsychiatrische Aufgabe, jugendliche Asoziale aus erblicher charakterlicher Abartigkeit möglichst rechtzeitig zu erfassen und in besonderen Bewahrungsabteilungen unterzubringen, sie aber auf jeden Fall rechtzeitig von nur umweltbedingten Verwahrlosten abzusondern. Solche schwersterziehbaren, rückfällig kriminellen Jugendliche gehören ... in besondere disziplinell straff organisierte, aber auf jeden Fall jugendpsychiatrisch laufend beaufsichtigte Jugendschutzlager ... in denen viel strengere Maßnahmen angewendet werden können, als es die Heil- und Pflegeanstalten oder die Erziehungsanstalten zulassen.“

4.2 Statistischer Überblick über alle von 1933 bis 1945 in der Ueckermünder Heilanstalt betreuten Kinder und jugendliche Patienten

Von 1933 bis April 1945 wurden in der Heilanstalt Ueckermünde insgesamt 816 Patienten aufgenommen, die bei Aufnahme jünger als 18 Jahre waren. Diese Patienten sollen im folgenden statistisch beschrieben werden.

Tabelle 1

Kinder und Jugendliche in der LHA Ueckermünde nach Altersgruppen

Alter bei Aufnahme	Zahl der Patienten	im folgenden bezeichnet als
0 – 3 Jahre	83	Gruppe 1
größer 3 bis 8 Jahre	201	Gruppe 2
größer 8 bis 12 Jahre	190	Gruppe 3
größer 12 bis 16 Jahre	199	Gruppe 4
17 Jahre	143	Gruppe 5

Die Gruppen der 3 bis 16 jährigen Kinder zeigen annähernd gleiche Verteilungen um 200 Patienten, die Gruppe der kleiner als Vierjährigen ist mit 83 Kindern die kleinste. Die Gruppe der Siebzehnjährigen ist mit 143 Patienten relativ groß.

Tabelle 2

Kinder und Jugendliche nach Altersgruppen und Geschlecht

Gruppe	**1**	**2**	**3**	**4**	**5**
männlich	53	126	132	126	81
weiblich	30	75	58	73	62

In Tabelle 2 kommt eine deutliche Dominanz der Aufnahmezahlen der Jungen über die der Mädchen zum Ausdruck, die nicht erklärbar ist. Eine andere Einrichtung im Einzugsgebiet der Ueckermünder Anstalt, die vornehmlich geistig behinderte Mädchen aufgenommen hatte, ist nicht bekannt. Möglicherweise führte die nationalsozialistische Ideologie zur größeren Ausgrenzung des männlichen Geschlechtes, da es besonders der Idee vom „Nordischen Übermenschen“ und damit zur Stärke und Intelligenz verpflichtet war. Eine hinreichende Erklärung für die derart große Differenz der Aufnahmezahlen ergibt das jedoch nicht.

Tabelle 3

Kinder und Jugendliche nach Altersgruppen und Aufnahmeart

Gruppe	**1**	**2**	**3**	**4**	**5**
Aufnahme von:					
zu Hause	47	127	115	126	101
anderer Einrichtung	31	62	64	67	40
unbekannt	5	12	11	6	2

In dieser Tabelle wird deutlich, daß die meisten Kinder von zu Hause und, wie es aus den Krankenblättern ersichtlich ist, über die Amtsärzte in die Ueckermünder Anstalt eingewiesen wurden. Viele der aus einer anderen Einrichtung aufgenommenen Kinder stammten aus Kückenmühle.[294] Es gab des weiteren eine größere Anzahl von Kindern und Jugendlichen, die aus Heimen der Fürsorgeerziehung nach Ueckermünde zur „Beobachtung und Beurteilung“ kamen.

Tabelle 4

Kinder und Jugendliche nach Altersgruppen und Aufnahmejahr

Gruppe	1	2	3	4	5	insgesamt
Aufnahmejahr						
1933	1	0	0	3	3	7
1934	0	1	0	2	6	9
1935	0	0	0	3	0	3
1936	2	16	22	34	6	80
1937	6	11	11	7	3	38
1938	5	17	11	5	4	42
1939	2	17	19	5	6	49
1940	4	11	15	16	15	61
1941	13	26	18	23	23	103
1942	14	32	27	35	17	125
1943	18	43	39	40	33	173
1944	16	23	25	20	25	109
1945	2	4	3	4	1	14

In der Tabelle wird sichtbar, daß vor 1936 nur ganz vereinzelt Kinder und Jugendliche in der Ueckermünder Anstalt aufgenommen wurden und erst im Jahre 1936 eine Kinderabteilung eingerichtet wurde. In einem Bericht des Provinzialverbandes heißt es dazu für die Ueckermünder Anstalt: „1936 – Einrichtung der Krankenhäuser Männer und Frauen Haus 7 für hundert Bettplätze für geisteskranke Kinder (Knaben und Mädchen) und die erforderlichen baulichen Maßnahmen.“[295] Die Einrichtung einer Kinderabteilung in der Ueckermünder Anstalt scheint Folge der Rückführung von Provinzialkranken, unter ihnen viele Kinder, aus den Kückenmühler Anstalten in Anstalten des Provinzialverbandes Pommern gewesen zu sein.[296] Ob diese Kinderabteilung über die Dauer des gesamten Krieges im Haus 7 oder später im Haus 15 untergebracht war, konnte nicht geklärt werden. Unmittelbar nach dem Kriege befanden sich die Kinder im Haus 15. Aber es wurden von Anfang an nicht nur Kinder aus den Kückenmühler Anstalten in Ueckermünde aufgenommen. Die Aufnahmezahlen betrugen bis 1940 jährlich 40 bis 60 Kinder, im Jahr 1941 und in den Folgejahren ist ein deutlicher Anstieg der Aufnahmeziffern zu verzeichnen. In diesen Jahren steigen auch die Sterbezahlen der Kinder, so daß an eine verstärkte Aufnahme von Kindern im Rahmen der „Kindereuthanasie“ zu denken ist. Die Verteilung innerhalb der Altersgruppen läßt keine deutlichen Unterschiede erkennen.

Tabelle 5

Schicksal der Kinder und Jugendlichen nach Altersgruppen

Gruppe	**1**	**2**	**3**	**4**	**5**	**insgesamt**
Abgangsart:						
1. verstorben	65	135	84	65	33	382
2. T4-Transport	7	26	30	28	15	106
3. entlassen:						
1. nach Hause:						
„geheilt“	0	0	0	2	5	7
„gebessert“	4	8	13	27	36	88
„ungeheilt“	3	8	8	9	7	35
„nach Beobachtung“	0	1	3	4	8	16
2. in andere Einrichtung:	2	4	18	22	10	56
3. entlassen ohne Angabe	1	12	7	11	11	42

Das Schicksal dieser 816 in der Ueckermünder Anstalt aufgenommenen Kinder ist erschreckend. 382 von ihnen verstarben während ihres Aufenthaltes in Ueckermünde. 106 Kinder wurden im Rahmen der Krankenmordaktion zusammen mit den erwachsenen Patienten abtransportiert. Das heißt, 488 der aufgenommenen Kinder überlebten den Krieg nicht. Nur 244 der Kinder wurden sicher entlassen, bei 84 Kindern fehlen die Austragungen im Aufnahmebuch. Das Schicksal dieser 84 Kinder bleibt unbestimmt, sie blieben wahrscheinlich bei Auflösung der Anstalt im April 1945 sich selbst überlassen.[297] Interessant ist, daß 35 Kinder mit dem Vermerk „ungeheilt“ entlassen wurden, war doch gerade diese Einschätzung Indikation für Tötung oder zumindest ständige Asylierung. Das Schicksal der Kinder läßt entsprechend den Altersgruppen deutliche Differenzen erkennen, wie die folgende Grafik noch einmal deutlich macht.

Schicksal der Kinder und Jugendlichen nach Altersgruppen

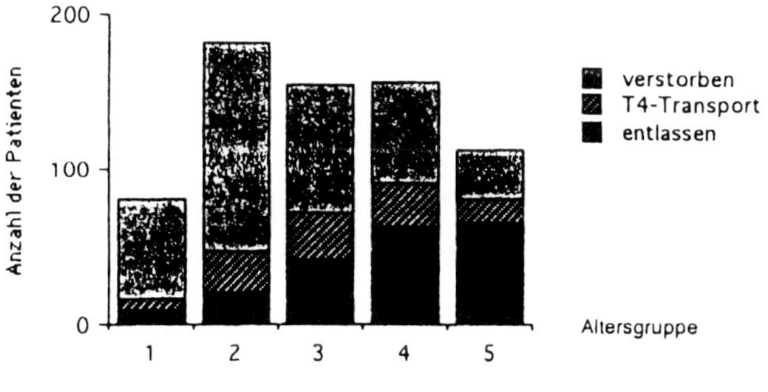

Es wird deutlich, daß mit steigendem Alter die Kinder eine größere Chance hatten, den Anstaltsaufenthalt zu überleben. Das liegt zum einen daran, daß ältere Kinder auf Grund ihrer Konstitution die schlechten hygienischen und Betreuungsbedingungen, aber auch die unzureichende Versorgung mit Nahrungsmitteln eher überleben konnten. Aber dies wird nicht die ausreichende Erklärung sein. Es wurden besonders die Kleinsten Opfer der Vernichtungsaktion gegen Kinder, war doch ursprünglich „Kindereuthanasie" nur bis zum dritten Lebensjahr vorgesehen.

Tabelle 6

Patienten mit bekanntem Schicksal nach Altersgruppen und Aufnahmediagnose

Gruppe	**1**	**2**	**3**	**4**	**5**	**insgesamt**
Aufnahmediagnose						
Schwachsinn (1)	81	182	134	111	46	554
Progress. Paralyse (3)	0	0	1	0	2	3
psych.Störung bei Lues (4)	0	1	0	2	2	5
Encephalitis (5)	0	0	1	1	0	2
Huntingtonsche Chorea (7)	0	0	0	1	0	1
psych. Störung b.Organerkrank. (9)	0	0	0	0	2	2
Epilepsie (13)	0	5	16	17	17	55
Schizophrenie (14)	0	0	0	15	33	48
manisch-depr. Krankheit (15)	0	0	0	0	1	1
abnorme Reaktion (17)	0	0	0	2	0	2
Psychopathie (18)	0	4	11	14	13	42
ungeklärt (19)	1	1	0	1	5	8
Nervenkrankheit ohne psych. Störung (20)	0	1	0	1	0	2
nicht nervenkrank (21)	0	0	0	3	4	7
insgesamt	**82**	**194**	**163**	**168**	**125**	**732**

Die Ärzte in der Ueckermünder Anstalt richteten sich in ihren Diagnosen wahrscheinlich ab 1938 nach dem Entwurf einer für die Reichsstatistik bestimmten Diagnosentabelle der Geisteskranken von 1930.[298] Seit dieser Zeit stehen die diesem Schema entsprechenden Nummern hinter den Diagnosen im Aufnahmebuch. Die Tabelle ist ebenfalls nach diesem Schema geordnet und die entsprechenden Verschlüsselungen sind in den Klammern vermerkt. Hierbei ist es wichtig zu berücksichtigen, daß, wie im folgenden Kapitel noch beschrieben sein wird, die Krankenblätter der Kinder zunehmend mit einer großen Nachlässigkeit geführt wurden. Diese fehlende Sorgfalt ist auch für die gestellten Diagnosen zu vermuten und soll bei einer Auswertung berücksichtigt sein.

In der Tabelle wird sichtbar, daß der überwiegende Teil der aufgenommenen Kinder an einem angeborenen oder erworbenen Schwachsinn litt. Während jedoch in der Altersgruppe der bis Dreijährigen fast ausschließlich Kinder mit Schwachsinnszuständen aufgenommen wurden, werden mit zunehmendem Alter andere Diagnosen wie Epilepsie, Schizophrenie und Psychopathie relevant. Da die Kinder vorwiegend von zu Hause kamen, wird deutlich, daß vor allem schwachsinnige Kinder der Ausgrenzung und zunehmenden Asylierung zum Opfer fielen, Kinder die vorher von ihren Familien getragen wurden. Im folgenden sollen die Kinder nach Altersgruppen, Aufnahmediagnosen und Schicksal und anschließend nach Aufnahmediagnosen und Schicksal im Überblick untersucht werden.

Tabelle 7

Verstorbene Kinder und Jugendliche nach Altersgruppen und Aufnahmediagnose

Gruppe	**1**	**2**	**3**	**4**	**5**	**insgesamt**
Aufnahmediagnose:						
Schwachsinn	65	132	75	49	13	334
progressive Paralyse	0	0	1	0	2	3
psych. Störung bei Lues	0	0	0	1	1	2
Encephalitis	0	0	1	0	0	1
psych. Störung b. Organerkrank.	0	0	0	0	1	1
Epilepsie	0	2	6	9	7	24
Schizophrenie	0	0	0	6	8	14
manisch-depressive Erkrankung	0	0	0	0	1	1
Psychopathie	0	1	1	0	0	2

In dieser Tabelle wird sichtbar, daß in der Ueckermünder Anstalt vor allem Kinder mit der Aufnahmediagnose Schwachsinn, Epilepsie und Schizophrenie verstarben.

Tabelle 8

Im Rahmen der Krankenmordaktion deportierte Kinder und Jugendliche nach Altersgruppen und Aufnahmediagnosen

Gruppe	**1**	**2**	**3**	**4**	**5**	**insgesamt**
Aufnahmediagnose:						
Schwachsinn	7	22	27	25	7	88
psych. Störung bei Lues	0	1	0	0	0	1
Epilepsie	0	2	3	2	3	10
Schizophrenie	0	0	0	1	2	3
Psychopathie	0	0	0	0	3	3
nervenkrank ohne psychische Störung	0	1	0	0	0	1

Den Deportationen fielen vor allem Kinder mit der Aufnahmediagnose Schwachsinn und Epilepsie zum Opfer.

Tabelle 9

Entlassene Kinder nach Altersgruppen und Aufnamediagnose

Gruppe	**1**	**2**	**3**	**4**	**5**	**insgesamt**
Aufnahmediagnose:						
Schwachsinn	9	28	32	37	26	132
psych. Störung bei Lues	0	0	0	1	1	2
Encephalitis	0	0	0	1	0	1
Huntingtonsche Chorea	0	0	0	1	0	1
psych. Störung b. Organerkrank.	0	0	0	0	1	1
Epilepsie	0	1	7	6	7	21
Schizophrenie	0	0	0	8	23	31
abnorme Reaktion	0	0	0	2	0	2
Psychopathie	0	3	10	14	10	37
ungeklärt	1	1	0	1	5	8
Nervenkrankheit ohne psych. Störung	0	0	0	1	0	1
nicht nervenkrank	0	0	0	3	4	7
insgesamt	**10**	**33**	**49**	**75**	**77**	**244**

In dieser Tabelle deutet sich an, daß die Entlassungsraten bei den Diagnosen durchaus sehr unterschiedlich ausfallen und deshalb sollen diese Unterschiede des Schicksals nach Diagnosen in folgender Tabelle noch einmal zusammenhängend sichtbar gemacht werden.

Tabelle 10

Patienten mit den vier am häufigsten gestellten Diagnosen und Schicksal

Schicksal	**Tod**		**Deportation**		**Entlassen**		**insgesamt**
Diagnosen	*absolut*	*Prozent*	*absolut*	*Prozent*	*absolut*	*Prozent*	*absolut*
Schwachsinn	334	60,3	88	15,9	132	23,8	554
Epilepsie	24	43,6	10	18,2	21	38,2	55
Schizophrenie	14	29,2	3	6,3	31	64,5	48
Psychopathie	2	4,8	3	7,1	37	88,1	42

In dieser Tabelle werden die unterschiedlichen Überlebenschancen nach der Anstaltseinweisung entsprechend den Diagnosen sichtbar. Während nur 23,8 % der Kinder mit der Diagnose Schwachsinn die Anstaltsaufnahme überlebten, beträgt der Prozentsatz bei den Überlebenden der Diagnose Psychopathie 88,1 %. Für diese großen Unterschiede gibt es keine andere Erklärung als Krankenmord entsprechend bestimmter Kriterien. Die geringsten Überlebenschancen hatten die schwachsinnigen Kinder und unter ihnen insbesondere die kleinsten, wie die folgende Tabelle noch einmal deutlich macht.

Tabelle 11

Kinder und Jugendliche mit der Aufnahmediagnose Schwachsinn nach Altersgruppen und Schicksal

Gruppe	**1**	**2**	**3**	**4**	**5**	**insgesamt**
Schicksal						
Tod	65	132	75	49	13	334
T4-Transport	7	22	27	25	7	88
entlassen	9	28	32	37	26	132
insgesamt	81	182	134	111	46	554

Während von den bis Dreijährigen nur 11,1 % entlassen wurden und damit überlebten, steigen die Überlebensraten mit zunehmendem Lebensalter. In der Altersgruppe **2** überlebten 15,4 %, in der Gruppe **3** 23,9 %, in der Gruppe **4** 33,3 % und in der Altersgruppe **5** 56,5 % der Kinder und Jugendliche mit der Diagnose „Schwachsinn“.

Tabelle 12
Verstorbene Kinder und Jugendliche nach Altersgruppen und Sterbejahr

Gruppe	1	2	3	4	5	insgesamt
Sterbejahr						
1933,1934	0	0	0	0	0	0
1935	0	0	0	0	1	1
1936	0	2	0	1	0	3
1937	0	1	5	3	0	9
1938	0	5	0	0	0	5
1939	2	2	5	3	1	13
1940	1	2	2	5	0	10
1941	6	16	4	2	3	31
1942	18	29	14	10	4	75
1943	21	38	22	16	6	103
1944	12	25	11	8	6	62
1945	5	13	18	15	12	63

Diese Tabelle zeigt, daß ein deutliches Kindersterben in der Ueckermünder Anstalt 1941 einsetzte, 1942 bis 1945 starben mehr als die Hälfte der in diesen Jahren aufgenommenen Kinder. Berücksichtigt man die 106 Kinder, die vor allem 1940 und 1941 deportiert wurden, so werden die Sterbezahlen von diesen Jahren dahingehend relativiert, daß das Morden von außerhalb der Anstalt in die Anstalt nach dem „Euthanasiestop" von August 1941 verlegt worden zu sein scheint. Vor 1941 wurde „Kindereuthanasie" in Ueckermünde im Rahmen der Patientenmorde an erwachsenen Patienten organisiert. 1941 beginnend verstarben in der Ueckermünder Anstalt selbst eine so große Zahl von Kindern, wie sie selbst für „Kinderfachabteilungen" in Deutschland ungewöhnlich hoch sind. Nach diesen Sterbezahlen ist die Einrichtung einer „Kinderfachabteilung" in der Ueckermünder Anstalt im Laufe des Jahres 1941 wahrscheinlich.

Tabelle 13

Verstorbene Kinder und Jugendliche nach Altersgruppe und Sterbediagnose

Gruppe	**1**	**2**	**3**	**4**	**5**	**insgesamt**
Sterbediagnose						
Lungenentzündung	7	26	9	4	3	49
Erschöpfung, Abzehrung	46	65	36	29	14	190
Lungentuberkulose	2	7	16	15	9	49
Knochentuberkulose	0	1	0	0	1	2
Darmtuberkulose	0	1	1	0	0	2
Mittelohrentzündung	0	3	0	1	0	4
Allergischer Schock	0	0	1	0	0	1
Pyodermie	1	3	2	0	0	6
Zustand nach Krampfanfall, Status epilepticus	1	2	1	3	0	7
Herzfehler	1	1	0	0	0	2
Erschöpfung nach starker Erregung	0	3	2	1	2	8
Diphtherie	0	2	1	1	0	4
Z.n.organischer Hirnkrankheit	1	5	4	1	0	11
Hirndruck	0	2	0	0	0	2
Magen-Darm-Katarrh	3	3	3	1	0	10
Dekubitalgeschwür	0	2	0	0	0	2
Sepsis	0	1	0	0	0	1
Z.n.progressiver Paralyse	0	0	0	0	1	1
Herzmuskelschwäche	1	1	1	0	0	3
Endzustand bei Epilepsie	0	0	0	0	1	1
Blinddarmentzündung	1	0	0	0	0	1
Windpocken	0	1	0	0	0	1
Masern	0	1	0	0	0	1
Schizophrenie	0	0	0	0	1	1
Angina	0	0	2	0	0	2
Nierenentzündung	0	1	0	0	0	1
unbekannt	1	4	5	9	1	20

Die Sterbediagnosen deuten an, was in der Kinderabteilung in Ueckermünde geschah. 190 Kinder starben an „Entkräftung" oder „Erschöpfung", diese Sterbediagnosen stehen für Hunger. Auch die hohen Tuberkulosezahlen deuten auf schlechteste Lebensbedingungen. Lungenentzündung war eine beliebte „Scheinsterbediagnose" bei Medikamententötungen. Auch Tod an Pyodermie und Dekubitalgeschwüren verweisen auf schlechteste hygienische und pflegerische Verhältnisse. Erstaunlich ist, wie wenige Kinder letztendlich an Kinderkrankheiten und anderen Infektionskrankheiten verstarben. Unklar bleiben Sterbediagnosen wie ,,Erschöpfung nach starker Erregung", ,,Endzustand bei Epilepsie" und ,,Schizophrenie".

Tabelle 14
Aufenthaltsdauer in der Ueckermünder Anstalt nach Altersgruppen

Gruppe	1	2	3	4	5	insgesamt
Aufenthaltsdauer in Tagen						
bis 7	14	27	19	23	15	98
8 - 30	1	6	5	4	3	19
31 - 100	4	19	10	18	7	58
101 - 300	12	36	29	26	15	118
über 300	45	90	74	64	64	337

Erstaunlich ist der hohe Prozentsatz der Kinder, deren Aufenthaltsdauer in der Ueckermünder Anstalt nur eine Woche betrug, daß heißt, deren Schicksal sich bereits in der ersten Woche entschied. Es wird aber gleichfalls die große Zahl der Kinder deutlich, deren Aufenthaltsdauer über 300 Tagen lag.

Tabelle 15
Schicksal der Patienten nach Aufenthaltsdauer in der Ueckermünder Anstalt

Aufenthaltsdauer in Tagen	bis 7	8 - 30	31 - 100	101 - 300	über 300
Schicksal:					
nach Hause entlassen	25	2	17	18	83
T4-Transport	15	5	4	23	56
verstorben	58	12	37	77	198

In dieser Tabelle wird deutlich, daß bereits in der ersten Woche des Aufenthaltes 58 Kinder in der Ueckermünder Anstalt verstarben. Dieser schnelle Tod in der Anstalt ist verdächtig auf Tötung. Bei 25 Kindern, die wieder nach Hause entlassen wurden, fiel diese Entscheidung bereits in der ersten Woche. 15 Kinder wurden bereits in der ersten Woche im Rahmen der Krankenmordaktion abtransportiert.

16. Kinder mit Zweifachaufenthalten in der Ueckermünder Anstalt

Von den 816 Kindern waren 18 Kinder zweimal in der Ueckermünder Anstalt. Von diesen 18 Kindern verstarben 6 Kinder, 1 Kind wurde deportiert, 5 Kinder wurden wieder entlassen und bei 6 Kindern fehlen die Austragungen im Aufnahmebuch. Eine Begutachtung der Kinder beim ersten Aufenthalt und eine Zweitaufnahme bei beschlossener Tötung durch den Reichsausschuß, wie sie z.B. für die „Kinderfachabteilung“ Wiesengrund beobachtet wurde[299], ist für die Kinderabteilung in der Ueckermünder Anstalt nicht nachweisbar.

Tabelle 17

Verstorbene Kinder und Jugendliche nach Sterbejahr und Sterbewochentagen

Wochentag Jahr	So	Mo	Di	Mi	Do	Fr	Sa
1939	1	2	2	1	1	3	3
1940	2	1	1	1	1	3	1
1941	4	5	5	2	5	5	5
1942	13	12	9	9	12	9	11
1943	7	19	17	14	14	14	18
1944	12	17	7	5	7	7	7

In anderen „Kinderfachabteilungen“, z.B. in der „Kinderfachabteilung“ Waldniel lassen sich Häufungen verstorbener Kinder an Arbeitstagen nachweisen, was auf eine schnelle Tötung der Kinder mit Medikamenten zurückzuführen ist. Diese Erscheinung ist für die Kinderabteilung Ueckermünde nicht nachweisbar. Auch die Sterbetage in den einzelnen Altersgruppen ergeben keine Unterschiede bezüglich einzelner Wochentage.

Tabelle 18

Einzugsgebiet der Kinderabteilung der Ueckermünder Anstalt

Von 164 Kindern mit der Diagnose Schwachsinn, bei denen die Krankenblätter vorhanden waren, sind durch eine Zufallsauswahl von 100 Kindern die folgenden Heimatkreise bestimmt worden:

Herkunft (Kreisstadt in Pommern)	Anzahl der Kinder
Stettin	34
Köslin	7
Kolberg	2
Demmin	7
Naugard	2
Ueckermünde	3
Treptow	3
Greifswald	5
Stolp	4
Franzburg	2
Cammin	3
Stralsund	3

Herkunft (Kreisstadt in Pommern)	**Anzahl der Kinder**
Usedom-Wollin	3
Rummelsburg	3
Rügen	2
Greifenhagen	5
Lauenburg	2
Grimmen	1
Kreis unbekannt	2
Herkunft außerhalb Pommerns:	
Ostpreußen (Flüchtlinge)	4
Rheinland	3

Es wird sichtbar, daß der überwiegende Teil der aufgenommenen Kinder aus Pommern stammte. Kamen die Kinder nicht von zu Hause, so fanden sich für diese Kinder folgende Herkunftseinrichtungen: Kückenmühle – Kinderheim Warsow –, evangelisches Kinderheim Greifswald, Stift „Kinderfreude" Zarrendorf, Heim „Kinderheil" Stettin Finkenwalde, „Kinderfachabteilung" Waldniel, Franz Sales Haus Essen. Die Kinder, die nicht aus Pommern stammten, kamen entweder mit den Patiententransporten aus dem Rheinland oder waren Flüchtlinge aus den Ostgebieten. Als Einzugsgebiet galt anscheinend die ganze Provinz Pommern.

4.3 „Kindereuthanasie" in der Ueckermünder Heilanstalt

4.3.1 Die „Kinderfachabteilung" in der Ueckermünder Landesheilanstalt

Alle Hinweise in der Literatur auf die Existenz einer „Kinderfachabteilung" in der Ueckermünder Anstalt gehen letztendlich auf die von Klee veröffentlichte Aussage Hefelmanns zurück. Hefelmann gab in seinen Vernehmungen an, daß etwa 30 „Kinderfachabteilungen" bestanden haben sollen. Er nannte als „Kinderfachabteilung" auch Ueckermünde bei Stettin oder Schleswig.[300] Diese Aussage ist relativ ungenau und fand bisher keinen anderen Beweis.

Unter den 211 im Archiv der Ueckermünder Anstalt nachweisbaren Kinderkrankenblättern aus dieser Zeit fanden sich 20 Krankenblätter mit dem Vermerk „RA" auf dem Titelblatt.[301] In der Kinderfachabteilung Wiesengrund/Berlin fand sich diese Abkürzung ebenfalls in den Aufnahmebüchern.[302] Diese Kinder wurden vom „Reichsausschuß zur wissenschaftlichen Erfassung erb- und anlagebedingter schwerer Leiden" eingewiesen oder von der Ueckermünder Anstalt diesem gemeldet. Folgende weitere Eintragungen in diesen 20 Krankenblättern weisen auf den Reichsausschuß und auch direkt auf die Existenz einer „Kinderfachabteilung" in Ueckermünde hin: „RA-Meldung", „lt. Mitteilung RA nur zur Beobachtung", „Aufnahme ‚Kinderfachabteilung' Ueckermünde", „Einweisung auf Anordnung des RA", „Meldung an den RA durch das staatliche Gesundheitsamt Stettin", „vom Kinderheim Kühlungsborn an den RA gemeldet". In einem Krankenblatt[303] fand sich die Fotokopie des Meldebogens an den Reichsausschuß. Auf dieser Kopie ist der Eingang der Meldung mit einem Reichsausschußstempel für den 27.10.1943 unter der Nummer 22 909 vermerkt. Das heißt, das zu dieser Zeit bereits 22 909 Kinder aus ganz Deutschland an den Reichsausschuß gemeldet waren. Diese Eintragungen sind der Beweis für die Existenz einer „Kinderfachabteilung" und damit für die gezielte Tötung von behinderten Kindern in der Ueckermünder Anstalt.

Des weiteren fanden sich zwei Krankenblätter von Kindern, die aus der „Kinderfachabteilung" Waldniel/Rheinland nach Ueckermünde kamen. In beiden Krankenblättern fanden sich sehr ausführliche Gutachten der Rheinischen Landesklinik für Jugendpsychiatrie in Bonn, ein Gutachten wurde im Mai 1941, das andere im Juni 1943 erstellt. Das 1941 in Bonn beurteilte Kind wurde „wegen erforderlicher Anstaltsunterbringung dem St.Vincenzhaus in Kerpen zugeführt" und kam im Juni 1943 in die auch im Krankenblatt vermerkte „Kinderfachabteilung Waldniel". Die Aufnahmeuntersuchung wurde vom dortigen Arzt, Dr. Hermann Wesse, durchgeführt, der 1948 wegen dreißigfachen Mordes an Kindern zu lebenslänglichem Zuchthaus verurteilt wurde.[304] Das andere Kind kam direkt aus der Bonner Klinik, das Gutachten endet mit den Worten: „Untersuchte wurde der Kinderfachabteilung Waldniel zugeführt". Eine enge Zusammenarbeit zwischen der Bonner Jugendpsychiatrie und der „Kinderfachabteilung" in Waldniel in diesen Jahren zur Tötung von Kindern ist belegt.[305] Im Juli 1943 wurde die „Kinderfachabteilung" in Waldniel aufgelöst und die Kinder in andere Einrichtungen, auch nach Ueckermünde abtransportiert.[306] Die beiden Kinder konnten wegen der Auflösung der Fachabteilung nicht mehr durch Dr. Wesse getötet werden. Sie sollen wegen der eindeutigen Hinweise auf eine „Kinderfachabteilung" mit in der Gruppe der anderen nachweislichen 20 Kinder besprochen werden.

Die Krankengeschichten der Ueckermünder „Reichsausschußkinder" sind in der Regel sehr kurz. Außer dem Titelblatt mit den offiziellen Daten beträgt der Umfang der Krankenblätter 0,5 bis 4 Seiten, zum Teil mit Maschine, zum Teil handschriftlich geschrieben. Durchschnittlich sind 1,6 Seiten über diese Kinder geschrieben worden. In zwei Fällen findet sich in den Krankenblättern eine Durchschrift eines ausführlicheren Befundberichtes, der jeweils mit „Direktor der Landesheilanstalt Ueckermünde" gezeichnet ist. Möglicherweise war das Original an den Reichsausschuß geschickt worden, direkte Hinweise auf

Korrespondenzen mit dem Reichsausschuß fanden sich nicht. Ist der Befundbericht, wie in einigen Fällen aus dem Krankenblatt ersichtlich, von anderer Stelle an den Reichsausschuß geschickt worden, so findet er sich ebenfalls nicht in den Krankenblättern. Es ist davon auszugehen, daß eine doppelte Buchführung bestand, wie sie zum Beispiel für die ,,Kinderfachabteilung" Kalmenhof bewiesen ist.[307] Im März 1945 befahl Hefelmann allen ,,Kinderfachabteilungen", die Akten, die sich auf die Kindertötungen beziehen, zu verbrennen.[308] Im April 1945 vernichtete der Direktor der Ueckermünder Anstalt, Dr. Hilweg, laut Zeugenaussage Akten der Wehrmacht im Verwaltungsgebäude.[309] Möglicherweise vernichtete er dabei noch mehr ihn belastendes Aktenmaterial.

Die Anamnesen sind kurz, ihr Umfang scheint abhängig von der Auskunftsbereitschaft der Begleitperson des Kindes zu sein. Brachte die Mutter das Kind, so sind die Anamnesen in der Regel etwas ausführlicher. Angaben zur Familienanamnese, zum Geburtsverlauf, zur frühkindlichen und der späteren Entwicklung, ausführliche Beschreibungen des Verhaltens, Angaben zur sozialen Situation der Familie und zur Geschwisterkonstellation sind spärlich und dürften auch damaligen Kriterien nicht genügt haben.

Die beiden Kinder aus der ,,Kinderfachabteilung" Waldniel sind mit den Waldnielern Krankenblättern in Ueckermünde aufgenommen worden. Im Vergleich zu den Angaben in diesen beiden Krankenblättern sind die Befunde der klinischen Untersuchung und der psychische Befund, so wie sie in Ueckermünde erhoben wurden, ausgesprochen spärlich. Es finden sich in den Ueckermünder Krankenblättern keinerlei Angaben über Größe und Gewicht der Kinder. Die klinischen und neurologischen Befunde sprechen für eine grobe Untersuchung der Kinder. Eine apparative Diagnostik wie Röntgenuntersuchungen und Pneumencephalogramm wurde in Ueckermünde an diesen Kindern nicht durchgeführt. In einem Krankenblatt findet sich der Befund eines Pneumencephalogramms aus Stettin.

Neben einer meist nur spärlichen Beschreibung des Umfangs des Könnens dieser Kinder im Sinne einer Entwicklungs- und Intelligenzeinschätzung und eines psychischen Befundes findet sich in nur einem Krankenblatt[310] dieser Kinder ein Intelligenztest nach Binet-Bobertag, dem damals modernsten Intelligenzmeßverfahren[311], das vor allem Entwicklungsrückstände, jedoch keine schwereren Schwachsinnsformen, erfaßte. Dieser Test ist auch in anderen Ueckermünder Kinderkrankenblättern nachweisbar.

Es entsteht die Frage, ob es an Hand der Krankenblätter nachweisbar ist, wie groß die geistige Behinderung dieser 22 Reichsausschußkinder war. Dazu ist es wichtig zu erwähnen, daß es zu dieser Zeit kein Intelligenzmeßverfahren gab, das auch schwerere Schwachsinnsformen an kleineren Kindern erfaßte.[312] Der Binet-Bobertag Test wurde in der Regel an den Ueckermünder Kindern nicht vollständig durchgeführt, sondern nur einzelne Teile des Testes herausgegriffen, eine unzulässige Verfahrensweise. Eine Auswertung mit Feststellen des Entwicklungsrückstandes findet sich nicht. Desweiteren sind die Bedingungen, unter denen das Kind getestet oder auch nur beobachtet wird, zu berücksichtigen. Der Test wurde unter Bedingungen entwickelt, unter denen das Kind die Möglichkeit hat, die in ihm steckenden Potenzen zu wecken und zu entfalten. Die Sprache, mit der in den Krankenblättern die Kinder der Ueckermünder Kinderabteilung beschrieben werden, verrät, daß den Kindern der Ueckermünder Kinderabteilung mit der Diagnose Schwachsinn in der Regel keine Entwicklungschancen zugestanden wurden. Sie hatten die „Endstation“ erreicht und es scheint das Bild von ihnen gemacht worden zu sein, das dieser Endstation entsprach. Insofern sind sichere Rückschlüsse nicht möglich. Jedoch scheinen die Eintragungen darauf zu verweisen, daß es sich bei den Reichsausschußkindern in der Regel um Kinder handelte, mit einer nach damaliger Bezeichnung Imbecillität oder auch Idiotie, das heißt mittleren bis schweren Schwachsinnszuständen. Es gibt jedoch auch Kinder, die mehr eine Debilität vermuten lassen, in Anbetracht der vollständig fehlenden pädagogischen Betreuungen und jedweder Anregung im Krankenhausmilieu sind aber auch Hospitalisierungserscheinungen dieser Kinder von entscheidender Bedeutung.

Es sei zur Veranschaulichung, wie schwierig eine nachträgliche Einschätzung des Intelligenzstandes dieser Kinder ist und wie wenig Interesse seitens des Arztes bestand, dem Kinde eine liebende Chance zu geben, auszugsweise aus dem Test des Kindes Alfred M., 6 Jahre alt, Aufnahme am 3.8.1943, zitiert. Dabei sei erwähnt, daß die meisten anderen Kinder wahrscheinlich stärker behindert waren, was ja auch die Anwendung des Tests nur bei diesem einen Kind erklären würde.

Aus dem Meldebogen: Hauptsymptome: lallt nur, geistig völlig zurückgeblieben.

10.8.1943:	dummdreist, sagt gleich zu den anderen Kindern: „Was guckt ihr mich so dumm an?“ „Haltet die Schnauze, das geht euch gar nichts an.“ Sagt auch zu den Pflegerinnen: „Halt dein Maul.“ Beim Anziehen muß ihm geholfen werden. Muß zur Sauberkeit und zum Waschen angehalten werden. Kann nicht Singen und Spielen, steht dumm dabei und versteht die Spielregeln nicht.
Test:	spricht Namen nicht richtig aus, Alter und Geburtstag: ja, ist bisher nicht zur Schule gegangen. Wieviel Finger hast du?: 9, Wieviel Augen, Ohren?: 2, zählt die Finger: 1 3 9 5 6, rechts-links: nein, kennt die Farben, Was ist eine Gabel?: –, Weißt du das nicht?: nein, Bild zusammenlegen: ja, Beschreibung eines Binetbildes: teilweise Beschreibung und Erfassung des Bildes
Einschätzung:	Sprachentwicklung eines 3-jährigen, macht ausgesprochen blödsinnigen Eindruck
8.11.1943	Exitus: Pneumonie.

In den Krankenblättern findet sich lediglich in einem der Hinweis für die Versorgung einer Pyodermie mit Verbänden. Weitere therapeutische Bemühungen bei den Kindern sind nicht vermerkt, auch nicht bei schwersten Infekten und Lungenentzündungen.

Es finden sich in den Krankenblättern nur spärliche Verlaufsangaben, über große Zeiträume fehlen oft jegliche Eintragungen. Meist finden sich nur zwei bis drei Verlaufseintragungen kurz vor dem Tod der Kinder, so daß der Eindruck entsteht, diese seien im Nachhinein erfolgt. Da die Handschrift der Untersuchungsbefunde und der Verlaufseintragungen in den Jahren 1943 und 1944 immer die gleiche ist, ist davon auszugehen, daß es sich ausschließlich um ärztliche Eintragungen des gleichen Arztes handelt. Daß es ein Arzt war, läßt folgender Vermerk in einem Krankenblatt vermuten: („Wer bin ich?" – „Onkel Doktor"). Sämtliche Eintragungen in den Krankenblättern sind nicht gegengezeichnet, auch die Durchschriften der Befundberichte nicht. Da diese Befundberichte jedoch als vom Direktor der Anstalt gezeichnet dargestellt werden und sich kein Hinweis für einen weiteren Arzt findet, wurde die „Kinderfachabteilung" möglicherweise von Dr. Hilweg selbst betreut.

Von den 22 nachweisbaren „Reichsausschußkindern" verstarben 21 in der Ueckermünder Anstalt. Als Aufnahmediagnosen waren 16 mal angeborener Schwachsinn und 6 mal erworbener Schwachsinn vermerkt.

Zwei der Kinder wurden bereits 1938, 13 Kinder 1943 und 7 Kinder 1944 in Ueckermünde aufgenommen. Da im Jahr 1938 mit Sicherheit noch keine „Kinderfachabteilung" in Ueckermünde existierte, wurden die beiden 1938 aufgenommenen Kinder nachträglich dem Reichsausschuß gemeldet. Daß heißt, das auf Grund der vorgefundenen Krankenblätter die Existenz einer „Kinderfachabteilung" erst ab April 1943 für Ueckermünde bewiesen werden kann. Die Sterbezahlen der Kinder in der Ueckermünder Kinderabteilung lassen 1943 keinen entscheidenden Einschnitt deutlich werden, sichtbar mehr Kinder verstarben bereits 1941 und 1942. Eventuell bedeutete der Transport aus der „Kinderfachabteilung" Waldniel von Kindern, die bereits vom Reichsausschuß zur Tötung vorgesehen waren im Juli 1943, die Eröffnung einer „Kinderfachabteilung" auch in der Ueckermünder Anstalt. Da jedoch erste Kinder mit dem Hinweis auf den Reichsausschuß im April und Mai 1943 in Ueckermünde aufgenommen wurden, wird diese Erklärung unwahrscheinlich.

Sieben der Ueckermünder „Reichsausschußkinder" waren ein bis drei Jahre, 11 Kinder vier bis acht Jahre und 4 Kinder neun bis zwölf Jahre alt. Die Aufenthaltsdauer der Kinder bis zu ihrem Tod schwankte zwischen zwei Wochen und sechseinhalb Jahren, die durchschnittliche Aufenthaltsdauer betrug 13,5 Wochen. Zwanzig Kinder verstarben innerhalb von 18 Wochen in Ueckermünde, sechs von ihnen in den ersten 3 Wochen.

Im folgenden sollen die Krankengeschichten im Detail ausgewertet werden. Die Zusammenstellung zeigt die in den Krankenblättern angegebenen Einweisungsmodi:

Einweisungsmodus nach Krankenblatt:

- vom Amtsarzt an RA gemeldet, vom RA nur zur Beobachtung, Vater hat Einweisung in ein Heim beantragt
- vom Amtsarzt
- vom Kinderarzt
- Unterbringung wegen Belastung der Familie, ärztliche Einweisung mit Hinweis auf Fragebogen
- Gesundheitsamt, Eltern wollen Kind dauernd im Heim unterbringen
- ärztliche Einweisung, dauernde Unterbringung in einer geschlossenen Einrichtung sei notwendig
- Amtsarzt: „vollkommen idiotisch, bedarf der sofortigen Überführung in eine geschlossene Anstalt“
- Einweisung auf Anordnung des RA
- polizeilich lt. Beschluß des Oberbürgermeisters Greifswald eingewiesen (7 Jahre altes Kind)
- Gesundheitsamt, Unterbringung, weil er zu Bösartigkeiten und Gemeingefährlichkeiten neigt.
- ärztliche Einweisung wegen geistiger Minderwertigkeit
- vom Aloisstift Grünhoff an den RA gemeldet
- vom Kinderheim Kühlungsborn an den RA gemeldet
- auf Anordnung des Oberpräsidenten der Anstalt zugeführt
- Verlegung aus der „Kinderfachabteilung“ Waldniel

Die Zusammenstellung zeigt die unterschiedlichsten Möglichkeiten der Einweisung und deutet die Vielfalt der Beteiligten an. Desweiteren fallen Verweise auf die elterliche Einstellung zur Anstaltseinweisung auf. Das scheint nicht unbedeutend gewesen zu sein, war doch das einzige überlebende Kind dieser Gruppe auf Drängen des Vaters entlassen worden.

Folgende Angaben zu den Eltern fanden sich in den Krankenblättern:

Mutter verstorben	2 Kinder
Mutter bombengeschädigt	1 Kind
Vater Soldat	3 Kinder
Vater gefallen/vermißt	2 Kinder
Pflegekind oder Kind aus Kinderheim	5 Kinder
Eltern oder Elternteil schwachsinnig	4 Kinder
Mutter kann wegen Evakuierung Kind nicht mitnehmen	1 Kind
Eltern wollen nach Hamburg, wollen das Kind nicht mitnehmen, weil es eine zu große Last ist	1 Kind

Diese Zusammenstellung deutet an, daß von Seiten der Eltern dieser Kinder auf Grund der sozialen Situation wenig Widerspruch zu erwarten war.

Von diesen 22 Kindern überlebte nur ein Mädchen, Charlotte K.. Charlotte wurde 1932 geboren und kam 1938 aus dem Kinderheim mit der Diagnose „angeborener Schwachsinn, Idiotie" in die Ueckermünder Anstalt. Als Grund für die Anstaltsaufnahme findet sich der Hinweis, daß sie nachts häufig „bettflüchtig" sei und deshalb nicht im Kinderheim bleiben könne. Sie wird in der Aufnahmeuntersuchung als geistig sehr zurückgebliebenes Kind, einsilbig, zaghaft, undeutlich und schüchtern beschrieben. Im Verlauf finden sich Eintragungen wie „artig, freundlich, immer sauber, nicht bettflüchtig, spielt mit den anderen Kindern, hält sich sauber, keine Fortschritte im Sprechen." Zwei Monate nach Aufnahme wurde sie als Sechsjährige in die Familienpflege nach Liepgarten verlegt, eine für ein Kind ungewöhnliche Entscheidung. Außer dem Vermerk „R.A." auf dem Titelblatt der Krankengeschichte findet sich im Krankenblatt kein Hinweis auf eine Begutachtung des Kindes für den Reichsausschuß. Nach der Eintragung der Verlegung in die Familienpflege im Jahr 1938 folgt lediglich die Austragung vom 21.12.1944: „Hat nur geringe geistige Fortschritte gemacht. Kind wird mit Zustimmung des Jugendamtes von dem Vater, der einen minderwertigen Eindruck macht und jetzt erneut geheiratet hat, nach Hause genommen."[313]

Diese Krankengeschichte weicht von den übrigen 21 ab. Charlotte ist eines der ältesten Kinder dieser Gruppe, kam sehr früh nach Ueckermünde und hatte die längste Aufenthaltsdauer. Ihre Entlassung scheint deutlich auf Verlangen des Vaters erfolgt zu sein, in den anderen Krankenblättern finden sich keine Hinweise auf Kontakte mit den Eltern während des Aufenthaltes. Die Aufnahmeuntersuchung erscheint zu denen der anderen Kinder relativ ausführlich, der psychische Befund ist nicht so degradierend beschrieben, läßt dem Kind mehr Chancen und ist auch deutlich in einer anderen Handschrift, daß heißt von einem anderen Arzt als dem, der die übrigen Krankenblätter schrieb, verfaßt. Auffällig ist dann, daß über 6 Jahre jegliche Eintragung im Krankenblatt fehlt. Von einer ausführlichen Diagnostik oder gar Therapie kann bei Charlotte nicht die Rede sein.

Um einen Einblick in die Krankengeschichten dieser Kinder zu geben, sei im folgenden aus einzelnen Krankenblättern auszugsweise zitiert:

Anneliese F., 4 Jahre alt, aus Stettin, Aufnahme am 10.8.1943

Anamnese: Krämpfe im Alter von 5 Wochen, muß gefüttert werden, unsauber, spielt nur mit den Händchen, spricht nicht, kann nicht stehen und gehen. Wenn sie versorgt ist, liegt sie ganz still und meldet sich kaum, Vater bei Stalingrad vermißt, Mutter wird evakuiert und kann das Kind nicht mitnehmen.

Befund: guter Ernährungs- und Kräftezustand,

Verlauf:
15.8.1943 psychisch unverändert, zeitweise laut schreiend, Plärren
31.8.1943 hohes Fieber, kurzatmig, Pneumonie
2.9.1943 Unter anhaltendem hohen Fieber Exitus

Gudrun D., 1 Jahr alt, aus Neumalchow, Aufnahme am 22.9.1943

Anamnese: Am 23.7.1943 Meldung an den RA, als das Kind im Kinderkrankenhaus des Diakonissen-Mutterhauses Kinderheil in Stettin war.
mangelhafte statische Entwicklung, früher Krämpfe, spricht nicht, sitzt nicht, Encephalographie: Hydrocephalus int. et ext.

Durchschrift eines ausführlichen Befundberichtes vom 1.10.1943, gezeichnet vom Ueckermünder Direktor

Diagnose: Idiotie bei Hydrocephalus ext. und int.

Prognose: außerordentlich ungünstig. Es kann schon jetzt mit Sicherheit gesagt werden, daß eine praktisch ins Gewicht fallende Weiterentwicklung nicht mehr stattfinden wird. Das Kind wird auch unter den günstigsten Pflege- und Erziehungsmaßnahmen niemals auch nur zu den primitivsten Arbeitsleistungen zu gebrauchen sein.

Verlauf:
27.1.1944 Husten, Fieber, Bronchopneumonie
31.1.1944 Exitus: Pneumonie

Klaus L., 5 Jahre alt, aus Kühlungsborn, Aufnahme am 1.7.1944

Anamnese: Seit Jahren Anzeichen einer fortschreitenden Verblödung nach schwerer Mittelohrentzündung, hat anfangs durchaus den Eindruck eines normalen Kindes gemacht.
Am 22.9.1943 durch das Kinderheim an den Reichsausschuß zur wissenschaftlichen Erfassung ... in Berlin gemeldet.
27.10.1943 Einverständnis des Reichsausschußes zur Überweisung in die „Kinderfachabteilung“ der LHA Ueckermünde zur Beobachtung. Ermächtigung zur Behandlung liegt noch nicht vor.
Über das derzeitige Befinden des Kindes sowie dessen Entwicklungsaussichten ist zu berichten.

Befund: guter Ernährungs- und Kräftezustand, innere Organe bei Übersichtsuntersuchung o.B.

	tiefstehender Vollidiot ohne jede sprachliche Entwicklung, ißt Brot allein, weiß aber mit dem Löffel nicht umzugehen, unsauber, läßt Urin und Kot unter sich.	
Diagnose:	erworbener Schwachsinn	
Prognose:	Bildungs- und Erziehungsaussichten bestehen überhaupt nicht	
Verlauf:	4.8.1944	Erysipel am linken Unterschenkel
	6.8.1944	Allgemeinzustand schlecht
	9.8.1944	Exitus

Manfred K., 4 Jahre alt, aus Ueckermünde, Aufnahme am 8.9.1943, an seinem 4. Geburtstag

Anamnese: ärztliche Einweisung wegen Idiotie, jüngstes von 5 Kindern, Eltern leben, verzögerte frühkindliche Entwicklung spricht nur einzelne Worte, geringer Spieltrieb, näßt ein, reißt Wäsche kaputt.

Durchschrift eines kurzen Befundberichtes vom 9.9.1943, gezeichnet vom Direktor der Ueckermünder Anstalt.

Diagnose: angeborener Schwachsinn (Idiotie)

Prognose: Bei dem völlig tiefstehenden Idioten ist keinerlei geistige Entwicklung mehr zu erwarten. Jede erzieherische Einflußnahme wird vergeblich sein müssen.

Verlauf: 13.9.1943 Wird von der Mutter gegen Revers abgeholt.
14.9.1943 2. Aufnahme Landesheilanstalt Ueckermünde, hat der Mutter erhebliche Schwierigkeiten gemacht, kommt deshalb wieder.
20.9.1943 Sehr unruhig und in ständiger Erregung, laut, schlechte Nahrungsaufnahme.
23.9.1943 Exitus: Erschöpfung

Otto G., 8 Jahre alt, aus Greifswald, Aufnahme am 20.4.1944

Anamnese: Spricht heute noch stammelnd, völlig triebhaft, vom Schulbesuch zurückgestellt. Idiot. Angeboren. Erblich belastet. Unterentwickelt. Hat Krämpfe. Zerstörungssüchtig. Ärgert die Nachbarschaft mit unanständigem Betragen. Zudringlich. Sauber. Kleidet sich allein an.

Wird lt. Verfügung des Oberbürgermeisters in Greifswald polizeilich eingewiesen.

Befund: Macht einen schwer schwachsinnigen Eindruck
Sprache völlig unterentwickelt. Körperlich o.B., Abducenclähmung rechts, Athetosebewegung an den Füßen.

Verlauf: 24.4.1944 Hat schon zwei Unterlagen zerrissen. Ist in ständiger psychomotorischer Unruhe, plappert sinnlos vor sich hin. Reibt die Hände, klatscht in die Hände. (Wer bin ich?) „Onkel Doktor“ Wiederholt immer wieder „Onkel Doktor“.

5.6.1944	Reißt sich Sachen kaputt, unleidliches und hochgradig störendes Kind
27.7.1944	Im Allgemeinzustand trotz genügender Nahrungsaufnahme zunehmende Verschlechterung. Klinische Untersuchung ergibt Lungentuberkulose. Verlegt nach der Baracke.
9.8.1944	Tod an Lungentuberkulose

Erika T., 3 Jahre alt, aus Pammin, Aufnahme am 21.7.1944

Anamnese:	2.6.1944	Meldung an den RA vom Amtsarzt in Arnswalde
	22.6.1944	Lt. Mitteilung des RA soll das Kind zunächst nur zur Beobachtung eingeliefert werden, sobald möglich, ist über das derzeitige Befinden des Kindes sowie dessen Entwicklungsaussichten zu berichten.
	21.7.1944	Aufnahme „Kinderfachabteilung". spricht nicht, näßt ein, kann nicht laufen, seine einzige Tätigkeit besteht darin, daß es ständig ans Bett klopft
Befund:	sehr dürftiger Allgemeinzustand, Ernährungs- und Kräftezustand, innere Organe o.B., Beine sind atrophisch. Die vom Reichsausschuß übersandte Röntgenaufnahme ergibt eine Spaltbildung im oberen Teil des Kreuzbeines.	
Diagnose:	Vollidiot auf tierischer Stufe	
Verlauf:	1.8.1944	Pyodermie an den Extremitäten
	10.8.1944	Pyodermie nicht zu beeinflussen, weil Verbände nicht geduldet werden.
	15.8.1944	Zunehmende Verschlechterung des Allgemeinzustandes.
	18.8.1944	Abszeßbildungen, Nahrungsaufnahme schlecht.
	20.8.1944	Exitus an Entkräftung

Horst K., 3 Jahre alt, aus Radensfelde, Aufnahme am 29.10.1943

Anamnese:	Lt. Schreiben des Landrates in Bütow erfolgt die Einweisung auf Anordnung des Reichsausschusses in Berlin. Bei der Aufnahme war vom Reichsausschuß eine diesbezügliche Mitteilung noch nicht hier eingegangen. Abschrift des ärztlichen Befundberichtes und Genehmigung zur Behandlung sind vom Reichsausschuß angefordert worden.	
Befund:	Tiefstehender Idiot, schreit, brüllt, wälzt sich im Bett umher, sträubt sich gegen jede Form der Untersuchung, gegen jede Berührung. Stößt unartikulierte Laute aus.	
Verlauf:	5.11.1943	ständig unruhige Wälzbewegungen
	10.11.1943	Erschöpfungszustand infolge Unruhe, schlechte Nahrungsaufnahme.
	13.11.1943	heute früh Exitus

Diese Auszüge aus den Krankengeschichten der Kinder sprechen für sich. Die Kinder werden in den Beschreibungen des Arztes etikettiert, es bleibt ihnen in den abwertenden psychischen Befunden keinerlei Chance. Sie sind „tiefstehende Vollidioten, Vollidioten auf tierischer Stufe. Idioten. Angeboren. Erblich belastet". Sie sind „zerstörungssüchtig, zudringlich, plappern sinnlos vor sich hin, schreien, brüllen, wälzen sich im Bett umher, klopfen ständig ans Bett."

Entscheidend für das Schicksal der Kinder waren die gestellten Prognosen. Folgende von Ueckermünder Ärzten gestellte Prognosen kamen einem Todesurteil der Kinder gleich:

- Bei dem völlig tiefstehenden Idioten ist keinerlei geistige Entwicklung mehr zu erwarten. Jede erzieherische Einflußnahme wird vergeblich sein müssen.

- Bildungs- und Erziehungsaussichten bestehen überhaupt nicht
- außerordentlich ungünstig. Es kann schon jetzt mit Sicherheit gesagt werden, daß eine praktisch ins Gewicht fallende Weiterentwicklung nicht mehr stattfinden wird. Das Kind wird auch unter den günstigsten Pflege- und Erziehungsmaßnahmen niemals auch nur zu den primitivsten Arbeitsleistungen zu gebrauchen sein.

Der „Gebrauch zu primitivsten Arbeitsleistungen" war schon bei einem einjährigen Mädchen ausschlaggebend. Diese Prognose eines Arztes vernachlässigt jegliche Nachreifchance des Kindes und läßt das mit zunehmendem Kriegsverlauf entscheidend werdende Kriterium der zu erwartenden Arbeitsfähigkeit deutlich werden.

Bei den 21 nachweislich in der „Kinderfachabteilung" verstorbenen Kindern fanden sich folgende Todesursachen in den Krankenblättern:

Im Krankenblatt vermerkte Todesursache	**Anzahl der Kinder**
Entkräftung	8
Lungenentzündung	5
Lungentuberkulose	3
Darmkatarrh	2
Erschöpfung bei symptomatischer Erregung	1
Encephalitis	1
Darmtuberkulose	1

Es bleibt die Frage, wie die „Reichsausschußkinder" in der „Kinderfachabteilung" Ueckermünde getötet wurden. Die Todesdiagnose „Entkräftung" deutet vorsätzliches Verhungernlassen an, wie es auch für Kinder der Ueckermünder Heilanstalt in den Zeugenaussagen beim Eimann-Prozeß belegt wurde.[314] Die Todesursache Lungenentzündung fand sich in anderen „Kinderfachabteilungen" bei Medikamententötungen und war dort Indikator der Giftmorde.[315]

In den 21 Krankenblättern findet sich in keinem Fall ein Hinweis für eine Medikamentengabe. Auch bei dem Kind mit der Angabe „an ständiger symptomatischer Erregung verstorben" findet sich kein Hinweis auf ein Beruhigungsmittel. Diese Todesursache an sich bei einem dreijährigen Kind bleibt unklar. In einem Krankenblatt fand sich die Angabe: „Die Genehmigung zur Behandlung ist vom RA angefordert worden." „Behandlung" war das Deckwort für Mord und die Formulierung läßt auf ein noch aktiveres Vorgehen als vorsätzliches Verhungernlassen parallel zu anderen „Kinderfachabteilungen" schließen. In einigen Verläufen deutet sich Verhungernlassen an, in einigen Fällen lassen die Verläufe auch Medikamententötungen vermuten. Im folgenden seien deshalb noch einmal Verläufe zitiert:

Gisela, 5 Jahre alt:	4.6.1944 Nahrungsaufnahme ist immer auf Schwierigkeiten gestoßen, geht körperlich zurück. Heute Exitus: Zustand nach Entkräftung
Margot, 5 Jahre alt:	ohne Verlaufsangabe, 10.7.1944 verstorben an Lungenentzündung
Reinhilde, 3 Jahre alt:	15.7.1943 geringe Nahrungsaufnahme, schreit viel, geht körperlich zurück. 19.7.1943 Exitus: Entkräftung
Manfred, 4 Jahre alt:	20.9.1943 sehr unruhig, in ständiger Erregung, schlechte Nahrungsaufnahme 23.9.1943 Exitus: Entkräftung
Gudrun, 1 Jahr alt:	27.1.1944 Husten, Fieber, Bronchopneumonie 31.1.1944 Exitus, Pneumonie
Anneliese, 4 Jahre alt:	31.8.1943 Hohes Fieber, kurzatmig, Pneumonie 2.9.1943 unter anhaltendem hohen Fieber Exitus. Z.n. Pneumonie
Alfred, 7 Jahre alt:	ohne Verlaufsangaben, 8.11.1943 Exitus: Pneumonie
Siegfried, 5 Jahre alt:	11.6.1944 zunehmende Entkräftung des schon sonst in schlechtem Allgemeinzustand befindlichen Kindes. Exitus: Z. n. akutem Darmkatarrh.
Friedrich, 11 Jahre alt:	30.8.1943 In den letzten Tagen Pneumonie, Exitus: Z.n. Pneumonie
Rosemarie, 3 Jahre alt:	1.8.1943 In der letzten Zeit erhebliche Schwierigkeiten mit der Nahrungsaufnahme, geht ständig zurück. 5.8.1943 Exitus: Z.n. Entkräftung
Herbert, 14 Jahre alt:	ohne Verlaufsangaben, 20.9.1943 Exitus: Z.n. Erschöpfung
Horst, 3 Jahre alt:	10.11.1943 Erschöpfungszustand infolge Unruhe: schlechte Nahrungsaufnahme 13.11.1943 heute früh Exitus: Erschöpfung
Rudi, 3 Jahre alt:	20.8.1943 muß gefüttert werden. 30.9.1943 In der letzten Zeit kaum noch Nahrungsaufnahme. Heute Exitus an Entkräftung

Eine weitere Tatsache, die die Vermutung nahelegt, daß auch in der Ueckermünder „Kinderfachabteilung" mit Medikamenten getötet wurde, ist das schnelle Versterben der 19 Kinder, die aus der „Kinderfachabteilung" Waldniel nach Ueckermünde kamen. Von diesen Kindern konnten nur zwei Krankenblätter im Krankenhausarchiv in Ueckermünde gefunden werden. In beiden Krankenblättern fanden sich eindeutige Hinweise, daß die Kinder vom Reichsausschuß in eine „Kinderfachabteilung" eingewiesen wurden, so daß für die übrigen Kinder aus Waldniel ähnliches vermutet werden kann. Der Kindertransport aus Waldniel erreichte am 8.7.1943 Ueckermünde.[316] 12 dieser 19 Kinder verstarben innerhalb eines Monats nach Ankunft in der Ueckermünder Anstalt. Sie starben an folgenden Tagen: am 11.7, 14.7., 15.7., 16.7., 17.7., 19.7. (zwei Kinder), 20.7., 21.7., 23.7., 30.7., und am 6.8.1943. Die Sterbedaten dieser Kinder lassen die Vermutung einer Planung der Kindermorde zu.

Eine Zeitzeugin aus Ueckermünde, eine ehemalige Köchin der Anstalt, berichtete folgendes: „Es ist wohl gespritzt worden, genau weiß ich es nicht, kann es nicht behaupten. 1943 schlief die Mutter eines Patientenjungen (7 bis 9

Jahre) bei mir, weil sie den Jungen besuchen wollte. Sie war mit dem Kind in der Stadt und abends sollte der Junge wieder in die Anstalt. Der Junge weinte, wollte nicht zurück und sagte, daß es dort abends Spritzen gäbe und man morgens nicht mehr aufwache."[317]

Andere Zeitzeugen verneinten die Tötung mit Medikamenten in der Ueckermünder Anstalt.

4.3.2 Die Kinder, die ohne Hinweis auf die „Kinderfachabteilung" mit der Diagnose „Schwachsinn" in der Ueckermünder Anstalt weilten

Da die Kinder, in deren Krankengeschichten sich Verweise auf den Reichsausschuß fanden, ausschließlich die Diagnose „Schwachsinn" hatten, sollen sie mit der Gruppe der Kinder verglichen werden, die ebenfalls mit der Diagnose Schwachsinn in der Ueckermünder Anstalt weilten, in deren Krankenblättern sich jedoch keine Hinweise auf die „Kinderfachabteilung" fanden.

Insgesamt betrug die Gruppe der Kinder mit der Diagnose Schwachsinn und bekanntem Schicksal 554 Kinder, von denen 334 in der Ueckermünder Anstalt starben, 88 im Rahmen der Krankenmordaktion deportiert wurden und nur 132 Kinder wieder entlassen wurden.

Von diesen Kindern konnten 164 Krankenblätter gefunden werden, von denen 22 Hinweise auf den Reichsausschuß oder die „Kinderfachabteilung" enthielten. Von den Kindern ohne Hinweise auf den Reichsausschuß und vorhandenem Krankenblatt waren 124 in der Ueckermünder Anstalt verstorben und 18 wieder entlassen worden. Krankenblätter von deportierten Kindern fanden sich erwartungsgemäß nicht.

Die Krankengeschichten der mit der Diagnose Schwachsinn verstorbenen Kinder ohne Hinweis auf den Reichsausschuß ergeben keine Unterschiede zu denen der „Reichsausschußkinder". Es finden sich auch in diesen Krankenblättern Hinweise auf Einweisungen durch Amtsärzte und ärztliche Fragebogen. Der Umfang der Krankenblätter ist ähnlich dürftig, die Untersuchungen sind unzureichend, nur bei wenigen Kindern finden sich ausführlichere psychologische Testuntersuchungen. Das Vokabular bei den Untersuchungen ist genauso abwertend. Auch diesen Kindern blieb keine Chance. Auch in ihrem Schicksal unterschieden sie sich nicht von den „Reichsausschußkindern". Die Kinder der Kinderabteilung der Ueckermünder Heilanstalt sind zu großen Teilen jämmerlich verhungert. Unter medizinischem Deckmantel wurde getötet. Die Eintragungen in den Krankenblättern wirken mit diesem Wissen zynisch. Es ist ein kaltes Grauen, das aus diesen Krankengeschichten spricht. Die Vorstellung des Elends, der Angst und des Verlassenseins, das diese Kinder durchlitten, will nicht gelingen.

Verhungern lassen wird in den Krankenblättern wie bei denen der „Reichsausschußkinder" in folgendem Schema deutlich: „Vollidiot – muß gefüttert werden – Kräfteverfall auf Grund schlechter Nahrungsaufnahme – Exitus: Erschöpfung".

Dies soll exemplarisch an einem Krankenblatt deutlich gemacht werden:

Resi D., 5 Jahre alt, aus Stettin, Aufnahme am 4.11.1941[318]

Anamnese:	Ärztlicher Fragebogen von Dr. Franckenberger vom 16.10.1941, Kind kann wenig laufen und sprechen, gleichgültig, ist überall unrein. Es soll der Versuch einer Heilung der körperlichen und geistigen Entwicklungsstörungen gemacht werden.	
Diagnose:	völlig idiotisch	
Verlauf:	20.12.1941	unverändert schmutzig, völlig stumpf, liegt nur noch im Bett und läßt sich hinfallen
	11.1.1942	stark hinfällig, kaum noch Nahrungsaufnahme, liegt völlig apathisch mit geschlossenen Augen da. Ruhige Atmung, kein Fieber. Mutter ist benachrichtigt.
	18.1.1942	Mutter mit dem behandelnden Arzt gesprochen. Das Kind liegt im Sterben. Nachmittags Exitus letalis. Todesursache: Entkräftung. Unterschrift: Dr. Ziehm

Das Besondere an der Krankengeschichte der Resi D. ist die Benachrichtigung der Mutter, die sich in anderen Krankenblättern nicht nachweisen ließ. Auch von einem Arzt gegengezeichnete Eintragungen fanden sich in den anderen Krankenblättern nicht. Dieses Krankenblatt ist in einer anderen Handschrift verfaßt als die späteren. Möglicherweise war Dr. Ziehm einer der betreuenden Ärzte der Ueckermünder Kinderabteilung, aber die meisten Eintragungen erfolgten in einer anderen Handschrift.

Es gibt in dieser Krankengeschichte sichtbar keinen wesentlichen Unterschied zu den „Reichsausschußkindern". Denkbar wäre auch, daß die „Kinderfachabteilung" in Ueckermünde bereits vor 1943 eingerichtet wurde, seit 1943 jedoch die Krankenblätter eindeutiger markiert und sich kleinere Verweise auf den Reichsausschuß erlaubt wurden. Die eindeutigen schriftlichen Korrespondenzen, die es zwischen Reichsausschuß und der „Kinderfachabteilung" Ueckermünde gegeben haben muß, fehlen ohnehin auch später. Es seien noch zwei Krankengeschichten angeführt, die die These, es hätte bereits vor 1943 eine „Kinderfachabteilung" in Ueckermünde bestanden, stützen.

Hildegard D., 17 Jahre alt, aus Demmin, Aufnahme am 22.7.1942[319]

Anamnese:	*aus dem ärztlicher Fragebogen vom 18.5.1942:* erworbene Idiotie nach Krämpfen, körperlich zurückgeblieben, macht einen blöden Eindruck, scheu, teilweise ruhig, mitunter auch aufgeregt. Meines Erachtens ist die Anstaltsbe-

	handlung nicht dringend erforderlich, da eine Gemeingefährlichkeit oder Belästigung der Allgemeinheit nicht vorliegt. Von der Mutter wird außerdem die Anstaltsunterbringung abgelehnt. *Schreiben des Gesundheitsamtes vom 25.6.1942:* Die Obengenannte wurde von mir nochmals in ihrer Wohnung untersucht. Es handelt sich um ein völlig idiotisches Kind, das fast völlig teilnahmslos in einer Ecke sitzt und sich stundenlang mit irgendwelchen alten Lumpen beschäftigt. Das Kind stellt für die Familie eine starke Belastung dar, da es dauernder Pflege und Beaufsichtigung bedarf. Die Mutter ist nicht im Stande, irgendwelche Arbeiten zu übernehmen. Außerdem leidet erfahrungsgemäß die Erziehung der anderen Kinder durch die Anwesenheit eines schwachsinnigen Kindes. Aus diesem Grunde befürworte ich in Abweichung von meiner ersten Stellungnahme, dringend die Unterbringung der Hildegard D. in einer Heilanstalt.	
Befund	Kind ist nicht untersucht worden	
Verlauf:	22.7.1942	unruhig, schreit fürchterlich, schlägt im Besuchszimmer eine Scheibe ein. Injektion von M. Scop.
	4.8.1942	schlechter Allgemeinzustand, körperliche Untersuchung ist bei dem widerstrebenden Kind nicht möglich.
	5.8.1942	Exitus (Erschöpfung)

Auffällig an diesem Krankenblatt ist die vom Arzt des Heimatortes vorgenommene Korrektur seiner Stellungnahme zur Anstaltseinweisung des Kindes. Diese Änderung scheint auf einen äußeren Druck hin erfolgt zu sein und kam dem Todesurteil des Kindes gleich.[320]

Kurt E., 7 Jahre alt, aus Wollin, Aufnahme am 23.5.1941

Anamnese:	Ärztlicher Fragebogen vom 7.4.1941: Das Kind ist als Vollidiot anzusehen und bedarf der Unterbringung in einer Anstalt, weil die Mutter, welche einen sehr verständigen und guten Eindruck macht, die Pflege auf die Dauer nicht durchführen kann. Wenn das Kind untergebracht wäre, würde die Mutter als vollwertige Arbeitskraft anderweitig einsatzfähig sein.	
Diagnose:	Idiotie bei organischer Gehirnschädigung	
Verlauf:	24.5.1941	Fieberanstieg, Husten, ißt kaum, starke Entkräftung.
	26.5.1941	Mit hohem Fieber, Husten, Kurzatmigkeit heute Exitus. Z. n. Lungenentzündung

Diese Krankengeschichte scheint darauf hinzudeuten, daß bei einer „sehr verständigen Mutter, welche einen guten Eindruck macht", der Kindermord schneller noch als sonst üblich, vollzogen wird. Ein Unterschied zu den „Reichsausschußkindern" gibt es nicht. Wichtig ist auch der Verweis auf die wieder vollwertige und zur Verfügung stehende Arbeitskraft der Mutter.

Nicht in einem Krankenblatt findet sich der Hinweis, wie medizinisches Personal versuchte, der schlechten Nahrungsaufnahme zu begegnen, nicht in einem Krankenblatt wird ein Kind bei bestehenden Krankheiten behandelt.

Im folgenden soll anhand einiger ausgewählter Krankengeschichten auf Besonderheiten der Kinderabteilung verwiesen werden.

Ein Beispiel für das Nichtbehandeln von Krankheiten in der Ueckermünder Kinderabteilung ist die Krankengeschichte des zweijährigen Helmut M. aus Swinemünde.[321] Er wurde am 30.12.1941 in Ueckermünde aufgenommen. Im Verlauf finden sich nach langer Zeit fehlender Eintragungen folgende Angaben:

17.5.1942 Heute ständig schreiend. Nahrungsverweigerung.

18.5.1942 Klagt anscheinend über Leibschmerzen. Leib druckschmerzhaft, besonders rechts. Appendizitis? Von einer Operation muß bei dem dürftigen Allgemeinzustand abgesehen werden.

19.5.1942 Zur Schmerzstillung Luminal. Heute Exitus letalis. Z.n. Appendizitis

In dem Krankenblatt der vierjährigen Heide-Lore E. aus Saßnitz fand sich ein dreiseitiger Bericht der Mutter, der in Auszügen wiedergegeben und mit der Einschätzung des Arztes verglichen werden soll:

> „Mit zweieinhalb Jahren fing Heide-Lore an zu laufen. Sprechen tat sie außer Mama und Papa nichts und kann auch heute mit viereinhalb Jahren nur wenige Worte sagen. Verstehen tut sie alles, was man zu ihr sagt. Sie ist stets freundlich und immer guter Dinge, sehr liebebedürftig und anschmiegend. Ihre um eineinhalb Jahre jüngere Schwester liebt sie sehr, nimmt ihr aber jegliches Spielzeug womit sie spielen will, aus der Hand, auch wenn sie genau dasselbe hat. Wenn dann Zank entsteht, haut sie drauf los oder reißt an den Haaren ... Sauber ist sie vollkommen, sie meldet sich zur rechten Zeit, nur nachts verschläft sie es des Öfteren, nimmt man sie aber auf, so ist sie dann auch trocken. Der Appetit ist seit einem Jahr gut und sie ißt seit ein paar Wochen selbständig. ... Vor 8 Monaten waren wir mit ihr bei dem Chefarzt der Nervenklinik in Greifswald. Hier wurde nocheinmal der Kopf geröntgt, aber die Platte gab nichts von einer Narbe wieder. Der Arzt sagte uns, daß durch eine entsprechende Anstaltsbehandlung alles in Ordnung kommen könne." Unterschrift: Ruth E. als Mutter

Psychischer Befund des Arztes bei Aufnahme am 23.8.1944:

> „Sitzt im Bett, „spielt" ohne rechten Sinn mit Bauklötzchen, kompliziertere Spielzeug läßt sie vollkommen unbeachtet, keinerlei sprachliche Entwicklung, Sprachverständnis nur in geringem Umfang. Im allgemeinen sieht sie bei einfachen Aufforderungen der Umgebung verständnislos aus. Muß gefüttert werden, läßt sich von der Pflegerin nicht füttern, muß von einem älteren Kind gefüttert werden, macht auch da Schwierigkeiten. Meldet Bedürfnisse nur unregelmäßig an."

Danach folgen nur noch zwei Verlaufseintragungen:

28.8.1944: Ständig Schwierigkeiten bei der Nahrungsaufnahme. Seit gestern Durchfälle.

7.9.1944 : Pneumonie. Exitus.[322]

Diese Krankengeschichte macht deutlich, wieviel mehr Chance dem Kinde bleibt bei einer liebenden Einschätzung, die gesunde Anteile und Fortschritte des Kindes hervorhebt und dennoch bestehende Entwicklungsdefizite zu benennen vermag. Es wird deutlich, daß aus den in den Krankenblättern erhältlichen Befunden kein Rückschluß auf den wirklichen Entwicklungsstand der Kinder gezogen werden kann. Erstaunlich ist, wie ungebrochen das Vertrauen und die Hoffnung mancher Eltern noch 1944 in die psychiatrischen Anstalten war. Die Prophezeiung des Chefarztes der Greifswalder Universitätsklinik, eine Anstaltsbehandlung könne alles in Ordnung bringen, kann bei dem Entwicklungsrückstand des Kindes, dem geschichtlichen Hintergrund und dem Wissen des Arztes nur zynisch verstanden werden, seine „Ordnung" war eine andere als die von den Eltern erhoffte. Das Kind überlebte die Anstaltsaufnahme nur 16 Tage.

In drei Krankenblättern fanden sich Hinweise auf die Gabe von Beruhigungsmitteln. Aus dem Verlauf dieser Kinderkrankengeschichten soll im folgenden zitiert werden.[323]

Josef D., 10 Jahre alt, Aufnahme am 1.9.1941

10.9.1941	Nahrungsaufnahme zeitweise schlecht. Schreit nachts oft laut. Brauchte Luminal.
27.10.1941	Große Gewichtsabnahme infolge der Unruhe.
18.11.1941	Heute Exitus letalis. Z.n. Entkräftung.

Adolf R., 4 Jahre alt, Aufnahme am 20.2.1941

26.2.1941	Ißt jetzt wenig, weinerlich, verstimmt
6/1941	Liegt wegen großer Unsauberkeit dauernd im Bett. Bedarf dauernd fremder Hilfe, muß gefüttert werden. Ist unruhig und gebraucht tags und nachts Schlafmittel.
17.11.1941	Heute Exitus letalis. Todesursache: Phlegmone

Fritz B., 4 Jahre alt, Aufnahme am 4.8.1944

körperlicher Befund:	Kräftiger Junge in gutem Ernährungszustand. Dem Alter entsprechend entwickelt.
psychischer Befund:	Tiefstehender Idiot ohne jede sprachliche Entwicklung. Versucht kaum mit seiner Umgebung sich in Beziehung zu setzen. Begegnet dem Versuch, mit ihm in Konnex zu kommen, überhaupt nicht. Hochgradig zerstörungssüchtig, zerreißt die Bettdecken, räumt das Stroh aus der Strohmatratze, wirft es ringsrum auf die Erde. Beschmutzt das Bett mit Urin. Geht oft aus dem Bett, hat einen anderen Jungen in seinem Bett verprügelt. Der Versuch, ihn aufstehen zu lassen, scheiterte, da er in triebhafter Weise überall umher lief und die Abteilungsordnung und die anderen Kinder bei Arbeiten und Spiel störte.
	10.9.1944 *(einzige Verlaufsangabe)* : War stets in lebhaftester symptomatischer Unruhe (erethisch). Ausgesprochene Zerstörungssucht.

Konnte nur unter leichten Gaben von Luminal ruhig gestellt werden. Heute Exitus an Erschöpfung. Todesursache: Erschöpfung bei ständiger psychomotorischer Erregung.

Das Symptom, das bei allen drei Kindern mit Luminal behandelt werden sollte, ist Unruhe. Unruhe hat Ursachen.

Bei Josef findet sich der Hinweis auf zeitweise schlechte Nahrungsaufnahme. Hunger und Verlassensein könnten Ursache für das nächtliche Schreien eines zehnjährigen Jungen sein. Behandlung der Unruhe wäre durch Nahrung und Zuwendung, Besuch der Eltern, Beschäftigung des Kindes möglich gewesen, davon ist im Krankenblatt kein Vermerk zu finden.

Der vierjährige Adolf ißt wenig, ist weinerlich und verstimmt. Er ist verurteilt, dauernd im Bett zu bleiben, um dem Pflegepersonal Arbeit zu ersparen. Erklärt Hunger und Eingesperrtsein eines Vierjährigen nicht Verstimmtheit und ständige Unruhe? Erste Forderung wäre Ermöglichung von Bewegung, Beschäftigung und ebenfalls ausreichende Nahrung gewesen, von wirklicher heilpädagogischer Betreuung und Krankengymnastik abgesehen. Die Todesursache „Phlegmone" ist bei der beschriebenen Unsauberkeit des Bettes und bei Verschlechterung des Allgemeinzustandes durch Hunger, sowie fehlender Behandlung der Phlegmone keine natürliche Todesursache.

Fritz mußte ebenfalls aus disziplinarischen Gründen im Bett bleiben. Bei einem vierjährigen, gut entwickelten Kind ist das dauernde Halten im Bett nicht ohne Zwangsmaßnahmen durchführbar. Das Entstehen von Unruhe und aggressiven Handlungen bei fehlenden Umweltreizen und die Unmöglichkeit, den natürlichen Bewegungsdrang eines vierjährigen Kindes auszuleben, ist nicht krankhaft, sondern Folge der Bedingungen. Die Umwelt des Kindes beschränkt sich auf das Bett, Beschäftigung mit den im Bett vorhandenen Gegenständen, auch das Aufreißen der Strohmatratze, war Fritzes einzigste gebliebene Möglichkeit, „sich mit seiner Umgebung in Beziehung zu setzen". Die wirkliche Todesursache bleibt unklar.

Diese drei Krankengeschichten beweisen, daß Luminal auf der Kinderabteilung in Ueckermünde verwandt wurde. Aus diesen Verläufen ist nicht ersichtlich, ob Luminal auch zur Tötung von Kindern benutzt wurde. Angeblich als Medikament zur Dämpfung von krankhafter Unruhe verwandt, erscheint es in diesen Fällen der einfacheren Handhabbarkeit der Kinder und deren Disziplinierung gedient zu haben. Eine medizinische Indikation hätte es nur bei erwähnten Begleitmaßnahmen geben können und wäre auch dann fraglich geblieben.

Nur in vier der Krankenblätter[324] der verstorbenen Kinder mit der Diagnose Schwachsinn fanden sich Hinweise für Sektionen dieser Kinder. Diese vier Kinder verstarben 1938, 1940, 1941 und 1942. In den Krankenblättern finden sich bei zwei Kindern ausführlichere Sektionsprotokolle, bei den anderen beiden nur ein kleiner Vermerk im Krankenblatt. Bei den ausführlichen Sektionen handelt es sich um ein vierjähriges Mädchen mit einem Hydrocephalus, das 1938 wahrscheinlich an zunehmendem Hirndruck verstarb und einen vierjährigen Jungen mit einer Mißbildung des rechten Unterarmes.

Da sich keine weiteren Hinweise für Sektionen und ausführliche oder auch weitergehende Untersuchungen der Kinder mit der Diagnose Schwachsinn fanden, kann davon ausgegangen werden, daß in der Ueckermünder Anstalt kein Forschungsinteresse an diesen Kindern bestand. Es finden sich auch nur wahlweise kurze Angaben zur Familienanamnese, so daß auch kein Interesse am Nachweis von Erbkrankheiten zu erkennen ist.

Zum Schluß sei über die Kinder berichtet, die aus der Ueckermünder Kinderabteilung mit der Diagnose Schwachsinn wieder entlassen wurden.

18 Krankenblätter[325] von Kindern mit der Diagnose Schwachsinn, die aus der Ueckermünder Kinderabteilung wieder entlassen wurden, konnten im Krankenblattarchiv gefunden werden. Diese Kinder wurden zwischen 1938 und 1944 in Ueckermünde aufgenommen.

Von diesen 18 Kindern wurden 10 auf Antrag oder Wunsch der Eltern, einmal entgegen dem ärztlichen Rat entlassen. Das scheint der ausschlaggebende Entlassungsgrund gewesen zu sein. Drei der auf Antrag entlassenen Kinder wurden erneut aufgenommen, eins von ihnen wurde daraufhin erneut auf Antrag der Mutter entlassen, ein anderes starb 1944 in der Kinderabteilung, das dritte wurde erst 1946 zum zweiten Mal aufgenommen und verstarb 1947 in der Anstalt.

Ein anderes Kleinkind wurde nach 4 Wochen ohne sichtbaren Grund entlassen, jedoch findet sich im Krankenblatt der Hinweis: „Es handelt sich um eine ausgesprochen erbtüchtige Familie".

Ein anderes Kind wurde vierjährig in die Familienpflege nach Liepgarten entlassen. 5 Kinder wurden ohne sichtbaren Grund entlassen, wobei vermutet werden kann, daß sie eventuell an leichteren Schwachsinnsformen litten. Eine genaue nachträgliche Einschätzung der intellektuellen Leistungen dieser Kinder lassen die schlecht geführten Krankenblätter nicht zu. Das letzte dieser Kinder überlebte bis zum Kriegsende und wurde bei Auflösung der Anstalt entlassen.

4.3.3 Die „Kinderfachabteilung" in Ueckermünde im Vergleich zu anderen „Kinderfachabteilungen"

Die während des Krieges existierenden „Kinderfachabteilungen" haben sich in ihrem Umfang, in ihrer „Arbeitsweise" und auch in der Dauer ihrer Existenz unterschieden. Abhängig scheinen diese Unterschiede von den jeweilig dort arbeitenden Ärzten, den regionalen Gegebenheiten, wie zum Beispiel Forschungsinteressen naheliegender Universitäten oder auch Interessen bestimmter politischer Leitungspersönlichkeiten, und den zunehmenden katastrophalen Kriegsbedingungen gewesen zu sein.

Das Charakteristische der Ueckermünder „Kinderfachabteilung" war:

1. Eine hohe Sterberate der Kinder vor allem mit der Diagnose Schwachsinn, unabhängig von Hinweisen auf den Reichsausschuß und damit der Verdacht, daß die Kinder vor allem nach Entscheidungen des Ueckermünder Personals und nicht des Reichsausschusses starben.
2. Eine nachlässige medizinische und psychologische Untersuchung der Kinder entgegen den Empfehlungen der führenden Ärzte des Reichsausschusses
3. Zur Tötung der Kinder scheinen vor allem Hunger, weniger Medikamente eingesetzt worden zu sein.
4. Ein Forschungsinteresse an den „Reichsausschußkindern" war nicht nachzuweisen.
5. Es fanden sich keine Hinweise auf Proteste, es wurden lediglich einige Kinder auf Verlangen der Eltern entlassen und wurden auf diese Weise wahrscheinlich vor dem Tod gerettet.
6. Es gab nach dem Krieg keine Strafanzeige und kein Strafverfahren gegen Ueckermünder Ärzte.
7. Es waren keine Unterlagen bezüglich einer bestehenden Korrespondenz zwischen Reichsausschuß und Ueckermünder Anstalt auffindbar.

Es war üblich, daß Ärzte, die eine „Kinderfachabteilung" leiten sollten, vorher zu einer „Ausbildung", die durch den Reichsausschuß vermittelt wurde, in eine bereits bestehende „Kinderfachabteilung" gingen. Solches ist nachgewiesen für die „Kinderfachabteilung" Görden unter der Leitung von Heinze, für die „Kinderfachabteilung" der Universitätskinderklinik Leipzig unter der Leitung Catels, für die Universität Heidelberg bei Carl Schneider und für die Kinder- und Jugendpsychiatrie in Bonn.[326]

Ein direkter Nachweis, daß ein Arzt aus Ueckermünde eine Ausbildung in einer anderen „Kinderfachabteilung" absolviert hätte, existiert nicht.

In einer Zeugenaussage von Dr. Lauterwald findet sich die Beschreibung eines Besuches in Eglfing-Haar zusammen mit dem Gauleiter Pommerns Schwede-Coburg. Es soll diese Beschreibung hier ausführlich wiedergegeben werden, um das persönliche sehr starke Interesse des Gauleiters nicht nur an der Vernichtung von Geisteskranken, sondern an der Psychiatrie insgesamt deutlich zu machen. Inwieweit Schwede-Coburg auch bei der Planung des Krankenmordes an behinderten Kinder in der Ueckermünder Anstalt beteiligt war, muß Spekulation bleiben. Es ist nicht ausgeschlossen, daß bei dem Besuch in Eglfing/Haar dem persönlichen Freunde Hitlers, Schwede-Coburg, auch die dortige

Kinderabteilung gezeigt wurde, in der damals bereits Kinder gezielt durch die alleinige Entscheidung des Direktors von Eglfing-Haar, Dr. Pfannmüller, am Hunger starben.

Dr. Lauterwald lernte Schwede-Coburg auf einem Essen am 1.12.1939 in Posen kennen, auf dem von Schwede-Coburg die Verwaltungsposten im besetzten Warthegau verteilt wurden. „Bei diesem Essen wurde ich Schwede-Coburg vorgestellt, der sich bei dieser Gelegenheit gleich kostenlos ärztlichen Rat holte. Dann kam auch das Gespräch darauf, daß Gertrud Neumann, die Führerin des BDM in Pommern, geisteskrank sei. Da sich Schwede-Coburg sehr für das Mädchen interessierte, fragte er mich, ob man ihr nicht helfen könne. Es lag eine Mischpsychose vor. Ich erklärte ihm, daß man dabei sei, derartige Zustände mit Insulin zu behandeln. Er holte daraufhin die Kranke nach Greifswald und gab sie zu Prof. Thiele in die Universitätsnervenklinik. Später kam sie dann in meine Insulinabteilung nach Ueckermünde. Dort wurde sie auch gesund. Das gab mir bei Schwede-Coburg einen guten Namen. Rückschauend sehe ich in diesem Gespräch auch den Anlaß dafür, daß ich den Auftrag bekam, diesen Insulinkurs in München zu absolvieren. ... In München traf ich mit dem Gauleiter Schwede-Coburg zusammen. Wir gingen zusammen zur Anstalt Eglfing-Haar und trafen dort Herrn Dr. von Braunmühl. Ich sollte dort die Insulintherapie kennenlernen. In München blieb ich vom 12.4.1940 bis zum 4.7.1940." Anschließend übernahm Dr. Lauterwald die inzwischen eingerichtete Insulinstation in Ueckermünde.[327]

Die „Kinderfachabteilung" in Eglfing-Haar hat erstaunlich viele Parallelitäten zu der in der Ueckermünder Anstalt. Die dort geübte Praxis sei kurz beschrieben, um dieses deutlich zu machen. Der gegebene Augenzeugenbericht läßt einen Schluß auf Verhältnisse in Ueckermünde zu. Es ist der Bericht eines Lehrers, der an einer öffentlichen Führung durch die Kinderabteilung in Eglfing-Haar teilnahm :

„Folgende zusammenfassende Ansprache durch Dr. Pfannmüller ist mir dem Sinne gemäß erinnerlich: Diese Geschöpfe (gemeint waren besagte Kinder) stellen für mich als Nationalsozialisten nur eine Belastung unseres gesunden Volkskörpers dar. Wir töten (er kann auch einen umschreibenden Ausdruck hier für dieses Wort töten gebraucht haben) nicht durch Gift, Injektionen usw. da würde die Auslandspresse und gewisse Herren in der Schweiz nur neues Hetzmaterial heben. Nein, unsere Methode ist viel einfacher und natürlicher, wie Sie sehen. Bei diesen Worten zog er unter Beihilfe einer mit der Arbeit in dieser Station betrauten Pflegerin ein Kind aus dem Bettchen. Während er dann das Kind wie einen toten Hasen herumzeigte, konstantierte er mit Kennermiene und zynischem Grinsen: Bei diesem z.B. wirds noch 2 – 3 Tage dauern. Der Anblick des fetten, grinsenden Mannes, in der fleischigen Hand das wimmernde Gerippe, umgeben von anderen verhungernden Kindern ist mir immer noch deutlich vor Augen. Weiterhin erklärte der Mörder dann, daß nicht plötzlicher Nahrungsentzug angewandt werde, sondern allmähliche Verringerung der Rationen. Eine Dame – die ebenfalls an der Führung teilnahm – fragte in mühsam unterdrückter Empörung, ob denn nicht wenigstens eine raschere Tötung mit Injektionen usw. barmherziger wäre. Pfannmüller rühmte daraufhin seine Methode nochmals als praktischer in Hinblick auf die Auslandspresse."[328]

Im Oktober 1940 wurde dann offiziell vom Reichsausschuß in Eglfing-Haar eine „Kinderfachabteilung" eingerichtet. Auf dieser Abteilung starben bis zum Kriegsende 332 Kinder. Sie starben an Luminalvergiftungen, an Hunger und an harmlosen Erkrankungen, die bei ihnen nicht behandelt werden durften. Nur bei 159 der 332 auf der „Kinderfachabteilung" getöteten Kinder lag eine „Behandlungsermächtigung" vom Reichsausschuß vor, die anderen wurden getötet, weil es Dr. Pfannmüller so entschieden hatte. Obwohl die „Kinderfachabteilung" einen Stationsarzt hatte, verfaßte Pfannmüller persönlich die Berichte, die zum Reichsausschuß geschickt wurden. Die Kinder wurden in der Regel seziert, ein größeres Forschungsinteresse an den „Reichsausschußkindern" in Eglfing-Haar ist nicht nachweisbar.[329]

Die folgende Tabelle soll, so weit die entsprechenden Daten bekannt sind, einen Überblick über einige „Kinderfachabteilungen" geben. Es handelt sich um die der Autorin aus der Literatur zugänglichen Beispiele.

„Kinderfachabteilung"	**Zeitraum d. Bestehens**	**Forschung?**	**Zahl der Getöteten**
Stadtroda[330]	1942 – 1945	unbekannt	Unterlagen 1945 vernichtet, Einzugsgebiet: Thüringen
Unikinderklinik Leipzig[331]	1940 -1945	ja	unbekannt
Kalmenhof[332]	1942 – 1945	nein	359 insgesamt Verstorbene, Zahl der Reichsausschuß-kinder" unbekannt
Sachsenberg[333]	Sept. 1941 – 1945	nein	etwa 100 „Reichsausschuß-kinder" mit Medikamenten getötet, unbekannte Zahl verhungerter Kleinstkinder
Waldniel[334]	Dez. 1941 – Juli 1943	nein	91 „Reichsausschußkinder" mit Medikamenten getötet
Brandenburg[335]	1940 – 1945	ja	insgesamt verstarben von 1938-1945 1264 Kinder, davon 108 nachgewiesene "Reichsausschußkinder"

„Kinderfachabteilung“	Zeitraum d. Bestehens	Forschung?	Zahl der Getöteten
Wiesengrund[336]	1942 – 1945	ja	von 175 nachweisbaren „Reichsausschußkindern“ starben 81 in der „Kinderfachabteilung“, 14 in angeschlossenen Heimen
Eglfing-Haar	Okt. 1940 – 1945	unbekannt	insgesamt 332 Kinder, davon 159 „Reichsausschußkinder“
Lüneburg[337]	Okt. 1941 – 1945	nein	insgesamt 418 Verstorbene, Zahl der “Reichsausschußkinder“ unbekannt
Ueckermünde	1943? – 1945	nein	insgesamt 382 Kinder, davon 22 nachweisbare „Reichsausschußkinder“

In dieser Tabelle wird deutlich, daß viele „Kinderfachabteilungen“ erst nach dem Stop der „Aktion T4“ im August 1941 eingerichtet wurden und so auch Ersatz für die ausgefallene Aktion stellten. Die Differenzierung der Kinder, die nach Maßstäben des Reichsausschußes getötet wurden von jenen, die nach dezentralen Entscheidungen vor Ort getötet wurden oder den katastrophalen Zuständen der Heilanstalten zum Opfer fielen, ist nicht mehr möglich. Das liegt an der zu großen Teilen erfolgten Vernichtung der Reichsausschußunterlagen in den einzelnen „Kinderfachabteilungen“ am Kriegsende. Die zentralen Dokumente des Reichsausschußes wurden wahrscheinlich am Kriegsende ebenfalls vernichtet.

Es gab „Kinderfachabteilungen“, die ausschließlich der Tötung dienten und „Kinderfachabteilungen“, in denen zusätzlich ein Forschungsinteresse an den für die Tötung vorgesehenen Kindern , aber auch hinsichtlich einer genauen Differenzierung zu den nicht unter die Bestimmungen des Reichsausschuß fallenden Kindern bestand.

Für alle der hier aufgelisteten „Kinderfachabteilungen“, bis auf Ueckermünde, gab es Ermittlungsverfahren und zum Teil eine strafrechtliche Verfolgung, deren Ergebnisse sich sehr unterschieden. So wurde zum Beispiel das Pflegepersonal der „Kinderfachabteilung“ Sachsenberg/Schwerin am 16.8.1946 vom Schwurgericht Schwerin zum Tode verurteilt und später zu einer lebenslänglichen Haftstrafe begnadigt. Der verantwortliche Arzt dieser „Kinderfachabteilung“ wurde 1953 vom Schwurgericht Köln freigesprochen.[338]

Gründe für die fehlenden strafrechtlichen Ermittlungen bezüglich der Landesheilanstalt Ueckermünde könnten fehlende Kläger, die abgelegene Lage und damit mögliche Kaschierung der Kriegsereignisse, aber auch das fehlende Interesse der damaligen sowjetischen Militärverwaltung und späteren DDR-Regierung an umfangreicher Strafverfolgung der Psychiatrieverbrechen gewesen sein. Motive dafür würden sich aus dem dringenden Ärztebedarf ergeben. So gibt es nicht nur für Westdeutschland, sondern auch für die DDR nicht wenige an den Psychiatrieverbrechen beteiligte Ärzte, die nicht nur nicht strafrechtlich verfolgt wurden, sondern auch in zum Teil hohen verantwortlichen Positionen weiter mit Behandlung von Patienten, sowie auch mit der Ausbildung des ärztlichen Nachwuchses betraut waren.[339]

In der Festschrift der Ueckermünder Anstalt aus dem Jahre 1975 wurde die Existenz einer Kinderabteilung von 1936 bis 1945 verschwiegen: „Bei Ausbruch des 2. Weltkrieges wurde die Erziehungsanstalt wieder aufgelöst. Erst 1949 konnte wieder eine Kinderpsychiatrische Abteilung mit 40 Betten in Ueckermünde eröffnet werden.“[340] Diese Mitteilung enthält noch einen zweiten Fehler. Die Erziehungsanstalt für weibliche Zöglinge in Zahrowmühle wurde bereits am 1.10.1933 aus wirtschaftlichen Gründen geschlossen.[341]

Es finden sich folgende Angaben zur „Neuschaffung“ der Kinderabteilung in den Jahren nach dem Kriege: „Zwei Stationen für pflegebedürftige Kinder und eine 40-Betten-Station mit Sonderschule für oligophrene verhaltensgestörte Kinder wurden als Kinderpsychiatrische Abteilung neu geschaffen.“[342] Das ist umso erstaunlicher, als der entsprechende Beitrag von Dr. W. Schmitz geschrieben wurde, der kurz nach Kriegsende in der Landesheilanstalt Ueckermünde seine Arbeit aufnahm und sich besonders um die Behandlung der Kinder und Jugendlichen bemühte.

An anderer Stelle wird auf folgendes verwiesen: „Die Errichtung und der Ausbau der Neuropsychiatrischen Klinik für Kinder und Jugendliche sind das persönliche Verdienst von W. Schmitz, der damit das von ihm mit W. Bender in der Nachkriegszeit begonnene Werk fortsetzte.“[343]

Letzterer Verweis ist bedeutend. Wie im Kapitel: „Die Landesheilanstalt Ueckermünde nach dem Kriege“ noch besprochen werden soll, war Dr. W. Bender ein Arzt, der in die Psychiatrieverbrechen des deutschen Faschismus ganz wesentlich verwickelt war. Ein Interesse an dem Öffentlichmachen, was an den Kindern der Heilanstalt 1939-1945 geschehen war, konnte unter seinem Direktoriat nicht bestehen.

5. Zum Personal der Ueckermünder Heilanstalt 1933-1945

1933 bis 1945 waren Jahre, in denen sich das Personal der Ueckermünder Heilanstalt zunehmend den nationalsozialistischen Vorstellungen von Psychiatrie beugte und zuletzt zu Mitwissern, Mittätern und Tätern bei den Krankenmorden wurde.

In den Personalakten der Ueckermünder Heilanstalt der damaligen Zeit finden sich die Fragebögen zur Durchführung des Gesetzes zur Wiederherstellung des Berufsbeamtentums vom 7.4.1933, ausgefüllt im Juli 1934. Ebenfalls im Sommer 1934 wurden Pfleger der Ueckermünder Heilanstalt im Beisein des Direktors Dr. Ostmann mit folgendem Wortlaut vereidigt: „Ich schwöre, ich werde dem Führer des deutschen Reiches und Volkes Adolf Hitler treu und gehorsam sein, die Gesetze beachten und meine Amtspflichten gewissenhaft erfüllen, so wahr mir Gott helfe."[344]

Ein Beitrag über das damalige Personal der Ueckermünder Heilanstalt und insbesondere über die Hauptverantwortlichen für die Krankentötungen kann über einzelne Teilaspekte auf Grund der wenigen Hinweise nicht hinausgehen. Es soll das wenige bisher Bekannte gesammelt und anhand des Verhaltens einzelner Ärzte der Versuch gemacht werden, zu zeigen, daß auch unter Bedingungen des Nationalsozialismus unterschiedliche Verhaltensmuster möglich waren. Bestimmend für den Lauf der Geschichte wurden besonders diejenigen Ärzte, die sich systemkonform gaben und insbesondere dem Euthanasiegedanken der Nationalsozialisten zustimmten.

Es arbeiteten in der Landesheilanstalt Ueckermünde Ärzte, die recht deutlich die Zwangssterilisation von Kranken bejahten, sich persönlich später jedoch der direkten Mittäterschaft bei den Krankentötungen verweigerten.

Dr. Hermann Vollheim schrieb zum Beispiel 1935 im Heimatbuch des Kreises Ueckermünde in einem Artikel über die Provinzialheilanstalt Ueckermünde: „Die ungeheure Bedeutung, die insbesondere diejenigen Geisteskrankheiten besitzen, die als vererbbar gelten müssen, hat endlich im nationalsozialistischen Deutschland die Würdigung gefunden, die zu entschlußbereitem Handeln geführt hat. Das Gesetz zur Verhütung erbkranken Nachwuchses legt den Erbgesundheitsgerichten, wie den zu seiner Durchführung berufenen Ärzten und damit vor allem den Anstaltsärzten eine Fülle von Verantwortung auf, indem es ihnen das hohe Ziel stellt, zum Besten unserer Volksgemeinschaft vorbeugend auf eine Einschränkung geistiger Erkrankungen hinzuarbeiten, soweit es sich um die sogenannten Erbkrankheiten handelt. Der Erfolg dieser

Maßnahme kann selbstverständlich erst allmählich in Erscheinung treten. ... Um so gewisser darf dann aber auch die Zuversicht sein, vorbeugend eine der bedeutungsvollsten Ursachen geistiger Erkrankung wirksam und nachhaltig zu bekämpfen und die Zahl der geistig Kranken zu vermindern."[345]

In diesem Beitrag Dr. Vollheims wird deutlich, wie selbstverständlich in der damaligen Zeit das Gemeininteresse, die „Volksgesundheit" über das individuelle Interesse gestellt wurde. Der Arzt fühlte sich nicht mehr nur dem einzelnen Kranken verpflichtet, sondern sorgte auf der Höhe der Wissenschaft vorbeugend für die Bekämpfung der Erbanlagen der psychisch Kranken. Daß die „Erblehre des Dritten Reiches" auf wackligen Füßen stand, sei nur erwähnt. Den Anstaltsärzten gab sie das Gefühl, plötzlich ursächlich und nicht mehr ausschließlich symptomatisch zu handeln, sie fühlten sich als aktive Reformer, wie die Worte „endlich eine Würdigung gefunden", „entschlußbereites Handeln", „Fülle von Verantwortung" verraten.

Dr. Vollheim arbeitete später in der Anstalt Meseritz-Obrawalde und wehrte sich gegen den Vorschlag des dortigen Verwaltungsdirektors Grabrowski, an der Tötung von Kranken in Meseritz-Obrawalde mitzuwirken.[346] Dr. Vollheim, dem Zeugen, auch Patienten, ein gutes Zeugnis ausstellten, wurde am 21.7.1945 von der sowjetischen Besatzungsmacht festgenommen und gilt seitdem als verschollen.[347]

Über den Direktor der Ueckermünder Anstalt von 1938 bis 1940, Dr. Johannes Banse, geboren 1881 in Mettmann, wurde bereits an anderer Stelle berichtet. Als Direktor einer Heilanstalt in dieser Zeit kann von seiner Zustimmung zu den Zwangssterilisationen ausgegangen werden. Auch den Abtransporten von Ueckermünder und später Obrawalder Patienten im Rahmen der Krankenmordaktion setzte er keinen Widerstand entgegen: „Ich habe nur passiv die Verlegung der namentlich aufgeführten Pfleglinge geschehen lassen können. ... Wohin diese Transporte gingen, haben wir nicht erfahren. Mir hat einmal ein Oberpfleger gesagt, daß die in Zivil erschienenen Transporteure SS-Leute seien. ... Bei Verlegung eines Kranken gingen die Akten mit, so daß wir schlechthin nichts mehr über den Verbleib wußten."[348]

Als jedoch in der Ueckermünder Anstalt selbst getötet werden sollte,[349] ließ er sich nach Meseritz-Obrawalde versetzen.[350] Auch als in Meseritz-Obrawalde Patienten getötet werden sollten, widersetzte sich Dr. Banse und wurde erneut versetzt. Eine unmittelbare Beteiligung an Krankentötungen wurde abgelehnt, die mittelbare Täterschaft, die passive Duldung der Abtransporte ihm anvertrauter Patienten und das organisatorische Vorbereiten dieser Transporte als Direktor einer Heilanstalt, bleibt bestehen. Die Verweigerung, selbst Patienten zu töten, bedeutete einen Karriereknick, als Arzt durfte er weiterhin tätig sein. Laut der 100-Jahres-Festschrift der Ueckermünder Heilanstalt ging Dr. Banse später

in die Praxis und war bis ins hohe Alter als Kurarzt in Bad Wilsnack (Ostdeutschland) tätig.[351] 1964 lebte er 84-jährig in Bad Oeynhausen (Westdeutschland).
Die Zeugenaussage eines Arztes zu den frühen Patientenmorden in Pommern lautet: „Ich persönlich zweifle nicht daran, daß der Gauleiter Schwede-Coburg der Urheber war, kann das aber nicht bezeugen. Zweifellos sind aber die Ärzte, die das besondere Vertrauen des Gauleiters besaßen (Dr. Hilweg, Dr. Graunke, besonders aber Dr. Lauterwald) in der Lage, hierüber auszusagen".[353]

Dr. Helmut Lauterwald wurde am 30.3.1909 in Danzig geboren. Er studierte an den Universitäten Greifswald, Wien und Königsberg Medizin und legte 1934 das medizinische Staatsexamen in Greifswald ab.[354] Dann arbeitete er nacheinander in den pommerschen Heilanstalten Kückenmühle, Lauenburg, Meseritz-Obrawalde und Treptow. 1939 wurde er zum Militärdienst gezogen, jedoch Mitte Oktober 1939 wieder zur alten Arbeitsstelle entlassen. Er war von der Provinzialverwaltung höchstwahrscheinlich durch Vermittlung Fritz Hubes als Begleiter der ersten Patiententransporte nach Neustadt vorgesehen. Nach diesen Patiententransporten wurde er 1940 zur Fertigstellung seiner Promotion freigestellt und fuhr anschließend zu einer Weiterbildung in der Insulinbehandlung nach Eglfing-Haar. Im Juli 1940 kam Dr. Lauterwald nach Ueckermünde und übernahm dort die Insulinstation. Am 1.7.1941 wurde er erneut Soldat und übernahm das Reservelazarett Bornkamp, eine ehemalige Außenstelle der Ueckermünder Anstalt. Seine Arbeit auf der Insulinstation setzte er in dieser Zeit fort, bis er im August 1942 zum Fronteinsatz kam und deshalb Ueckermünde verließ. Im Februar 1944 geriet er in sowjetische Kriegsgefangenschaft, aus der er 1950 zurückkehrte.

Dr. Lauterwald trat 1930 der NSDAP und der SA bei. Ende 1931 wurde er Mitglied der SS. Fritz Hube lernte er anläßlich des Rhömputsches in Greifswald kennen. Diese Bekanntschaft und sein früher Parteibeitritt erklären, daß Dr. Lauterwald zur Begleitung der ersten Patiententransporte aus Pommern nach Neustadt vorgesehen wurde. Wieweit er von Anfang an um die vorgesehene Tötung der Kranken wußte, ist ungewiß. Er selbst sagte dazu im Eimann-Prozeß aus: „Ich habe die Transporte, die ich begleitet habe, für völlig normal gehalten. Als ich mit den Kranken in Neustadt von der SS in Empfang genommen wurde, dachte ich mir, daß diese Vorsichtsmaßnahmen getroffen würden, weil es sich um Untergebrachte nach § 42 b handelte. Bedenken habe ich erst bekommen, als uns Angehörige von verlegten Kranken mitteilten, sie hätten von der Zentralen Stelle, an die wir sie verwiesen hatten, keinen Bescheid über ihre Angehörigen erhalten." An anderer Stelle wird deutlich, wie zu dieser Zeit die Angst grassierte und sich Ahnung, Wissen und Nicht-Wissen-Wollen mischten, Schuld gerade auch im Wegsehen bestand: „Es tauchten auch Gerüchte auf, daß es mit den Kranken nicht gut ausgehe, auch das Pflegepersonal machte Bemerkungen. Wenn man sich allerdings die damaligen Verhältnisse vergegenwärtigt, wird es verständlich, daß ein Gespräch über diese Dinge nicht in Gang kam, ... Viele vermieden es peinlich, über diese Dinge zu sprechen." Dr. Lauterwald sagte weiter aus: „Von diesem Augenblick an hatte ich die Vermutung, daß mit den Kranken nicht korrekt verfahren würde. Diese Vermutung wurde einige Tage später bestätigt. ... Mein ehemaliger Bataillonsführer ... bat mich zu sich. ... Bei dieser Gelegenheit fragte er mich, was ich denn jetzt mache und ich erzählte ihm, daß wir Kranke verlegten, um Lazarettraum zu schaffen. Daraufhin erzählte er mir, daß in der Anstalt Konradstein merkwürdige Dinge geschehen seien. Dort hätte man die Kranken laufen lassen, um sie dann in den Wäldern zu erschießen. Diese Erzählung brachte ich in Verbindung mit meinen Erlebnissen."

Es muß davon ausgegangen werden, daß sich das Wissen um die Patientenmorde schnell verbreitete und das Personal in den Heilanstalten darüber Bescheid wußte. Dr. Lauterwald war jedoch aktiver beteiligt als andere Ärzte, er erwarb sich durch dieses Begleiten der Transporte das „Vertrauen" des Gauleiters Schwede-Coburg, von dem er einen Tag nach Beendigung der Transporte, am 1.12.1939, zu einem Essen geladen wurde. Das Wissen um die Patientenmorde führte nicht dazu, daß Dr. Lauterwald seine Gesinnung änderte oder gar dafür sorgte, seine Patienten zu schützen. Seine Zugehörigkeit zur SS zeigte er für Patienten und Personal der Ueckermünder Heilanstalt deutlich. Er selber sagte dazu 1963: „Sicher bin ich mal in SS-Uniform herumgelaufen, meist aber in Zivil, was die Transporte anbelangt. In der Anstalt bin ich in Uniform herumgelaufen, warum nicht".[355]

Dr. Lauterwald übernahm die Insulintherapiestation, vermittelt wurde seine entsprechende Ausbildung durch Schwede-Coburg. Patiententötung und intensivierte Therapien sind zwei Pole desselben Zieles: Ein Volk ohne schwache, kranke und alte Menschen.

Dr. Lauterwald arbeitete 1964 als Abteilungsarzt und Bezirksobermedizinalrat in der Heil- und Pflegeanstalt Ansbach.

Der Arzt, der als Direktor der Heilanstalt Ueckermünde von 1940 bis 1945, letztendlich das, was dort geschah, verantwortete, war Dr. Hans-Dietrich Hilweg. Er wurde 1893 in Riga im Baltikum geboren. Nach Teilnahme am ersten Weltkrieg als Frontsoldat der Baltischen Landeswehr studierte er in Göttingen Medizin und erhielt 1925 die Approbation. Danach arbeitete Dr. Hilweg in Göttingen, Duisburg und Stettin. 1929 wurde er Assistenzarzt an der Heilanstalt Lauenburg, 1938 kam er in die Stralsunder Anstalt und danach bis 1940 nach Meseritz-Obrawalde. 1940 wurde er an Stelle von Dr. Banse Direktor in Ueckermünde. Ab 1.7.1941 war Dr. Hilweg Angehöriger der Wehrmacht und stand als Stabsarzt dem großen Reservelazarett in Zahrowmühle vor. Gleichzeitig blieb er Direktor der Ueckermünder Heilanstalt. Am 20. April 1943 wurde Dr. Hilweg zum Obermedizinalrat befördert.[356]

Über Dr. Hilweg ist wenig bekannt. Im Kapitel „Die Krankenmorde in Pommern im Verhältnis zur T4-Aktion" wurde der Bau eines Krematoriums in der Ueckermünder Anstalt unter maßgeblicher Federführung von Dr. Hilweg beschrieben. Die mit diesem Bau bereits 1940 verbundene Absicht, Patienten direkt in der Ueckermünder Anstalt zu töten, muß Spekulation bleiben.

Eine ehemalige Angestellte bezeichnete ihn als „ganz rabiaten" Menschen. Er hätte für die Aktion: „Räder müssen rollen für den Krieg" das Personal der Heilanstalt jedes Wochenende marschieren lassen. Eine Verweigerung bei dieser Aktion hatte er mit der fristlosen Entlassung quittiert.[357]

In dem Brief von C. Runckel an Prof. Nitsche wird berichtet, daß „die Einstellung Dr. Hilwegs zur Euthanasie durchaus positiv sei".[358] Die Sterberaten der Heilanstalt Ueckermünde in den Jahren seines Direktoriats bestätigen die „positive Einstellung" Dr. Hilwegs in makaberer Weise.

1945 vernichtete Dr. Hilweg im Verwaltungsgebäude Unterlagen der Ueckermünder Anstalt und floh anschließend zusammen mit Dr. Hoppe im April 1945 mit einem Militärauto nach Westdeutschland.[359] Er geriet in englische Kriegsgefangenschaft, aus der er im Januar 1946 entlassen wurde. Bis zum 1. Juni 1962 war Dr. Hilweg Arzt in Brake an der Unterweser.

Dr. Richard Lefke, geboren am 12.2.1900, war ebenfalls Anstaltsarzt in Ueckermünde. Es existieren unterschiedliche Angaben zu seiner Anwesenheit während des Krieges in der Anstalt, zwei Zeugenaussagen bestätigen, er wäre zum Militärdienst eingezogen gewesen.[360] In der Festschrift ist angegeben, daß Dr. Lefke ab 1941 die Insulintherapiestation leitete.[361] Seine Geschichte wäre insofern wichtig, da Dr. Lefke nach dem Krieg weiterhin in Ueckermünde arbeitete und 1950 bis 1954 Direktor der Landesheil- und Pflegeanstalt war. Später arbeitete er in Brandenburg.

Von Dr. Plaue ist ebenfalls wenig bekannt. Er wurde am 2.2.1907 geboren.[362] Er soll vor allem Sterilisationsgutachten erstellt haben.[363] In einem Krankenblatt[364] von 1942 fand sich ein Sterilisationsgutachten von Dr. Plaue. Auf 25 Schreibmaschinenseiten weist Dr. Plaue eine Schizophrenie nach, die bei dem Patienten mit Sicherheit bestand. In der Beschreibung gibt Dr. Plaue in diesem Gutachten vor allem Äußerungen des Patienten wieder, dadurch wird der Patient recht plastisch sichtbar, die ganze Beschreibung wirkt nicht so degradierend wie in anderen gesehenen Krankenblättern. In diesem Gutachten finden sich außerdem eine ausführliche internistische und neurologische Untersuchung. Die Angehörigen des Patienten wandten sich gegen eine Sterilisation, da „in ihrer Blutsverwandschaft keine Geisteskrankheit aufgetreten sei."

Dr. Plaue im Gutachten: „Durch Zufall konnte jetzt jedoch von mir festgestellt werden, daß eine Enkelin von dem Bruder des Großvaters mütterlicherseits jahrzehntelang in der Landesheilanstalt Treptow wegen Schizophrenie behandelt wurde.“ Dr. Plaue kam zu dem Schluß, daß es sich um eine Erbkrankheit im Sinne des Gesetzes zur Verhütung erbkranken Nachwuchses handelte.

Im April 1945, als die Rote Armee in Ueckermünde eintraf, nahm sich Dr. Plaue gemeinsam mit seiner Ehefrau das Leben.[365]

6. Die Landesheilanstalt Ueckermünde nach Kriegsende

Nach Kriegsende wurden große Teile Pommerns polnisches Gebiet. Im verbliebenen deutschen Teil war Ueckermünde die einzige große psychiatrische Anstalt. Die Universitätsklinik Greifswald verfügte nur über wenige psychiatrische Betten. Aus der ehemaligen Anstalt Stralsund wurde nach dem Kriege ein Landeskrankenhaus für Tuberkulose. Anfang der fünfziger Jahre wurde in Stralsund eine psychiatrische Station mit 20 Betten eröffnet. Heute ist Stralsund wieder eine große psychiatrische Einrichtung und verfügt über 535 Betten.[366]

Am 31.7.1948 stand in der Mecklenburger Landeszeitung[367] folgender Artikel, der in Auszügen zitiert sei:

> **Heilung durch Arbeit**
> **Helfende Fürsorge statt Giftspritzen**
>
> Ueckermünde. Die Fürsorgearbeit an den in der Ueckermünder Heilanstalt, der jetzt größten des Landes Mecklenburg, untergebrachten Kranken konnte in letzter Zeit wesentlich ausgebaut werden. Die Zahl der Pfleglinge ist von 220 Anfang 1946 auf 730 gestiegen. Es ist erfreulich, daß sie jetzt bedeutend besser verpflegt werden können. Im Frühjahr 1946 standen je Kopf täglich nur 750 Kalorien an Lebensmitteln zur Verfügung, heute bereits schon 2000, so daß eine weitaus bessere Behandlungsgrundlage für die Kranken gegeben ist. ... Aufgabe des die Kranken betreuenden Nervenarztes ist es vor allem, durch eine verständnisvolle individuelle Behandlung den Kranken ihr schweres Schicksal zu erleichtern. Die barbarischen Methoden, denen sich die Nazis in ihrem Vernichtungsfeldzug gegen Geisteskranke und Geistesschwache bedienten und zehntausende Leben durch Giftspritzen auslöschten, gehören glücklicherweise der Vergangenheit an. Der in den Heil- und Pflegeanstalten tätige Nervenarzt hat nun wieder die hohe Aufgabe, ein wirklicher Freund und Helfer der ihm anvertrauten Kranken zu sein.

Dieser Artikel zeigt deutlich, wie mit dem unmittelbar Vergangenem umgegangen worden ist. Es waren nicht nur „die Nazis“, die „den Vernichtungsfeldzug führten und zehntausende Leben durch Giftspritzen auslöschten“, und die es nun nicht mehr gab. Es waren Ärzte, die „nun wieder die hohe Aufgabe hatten, Freund und Helfer zu sein“. Der Artikel verrät in der Formulierung „nun wieder“, daß das Wissen darum damals noch aktuell war. Außerdem wird in dem Artikel die Hungerkatastrophe, die 1946 wiederum die Anstalten am stärksten betraf, indirekt erwähnt. 750 Kalorien täglich reichen nicht zum Leben. Erstaunlich direkt sind in diesem Artikel die „Giftspritzen“ benannt. Inwieweit das auf journalistischen Ehrgeiz und Gerüchte oder auf genaue Kenntnisse um das Geschehene in Ueckermünde zurückzuführen ist, muß offen bleiben.

Die Nachkriegsgeschichte der deutschen Psychiatrie zeigt Kontinuitäten, die in Personen, die in verantwortlichen Positionen blieben, deutlich werden und Kontinuitäten im psychiatrischen Denken und Handeln.

In diesem letzten Kapitel der Arbeit sollen vor allem diese Kontinuitäten sowie das Verschweigen und Verdrängen berücksichtigt werden. Es soll aufzeigen, daß die fehlende Bereitschaft unter den Ärzten, Psychiatriegeschichte im Nationalsozialismus verstehen zu wollen und aufzuarbeiten, erneute Fehler vorprogrammierte und die Psychiatrie erneut schwer belastete. Ralph Giordano nannte dieses allgemeine Phänomen im Nachkriegsdeutschland, das Geschehene zu verdrängen: „Die zweite Schuld der Deutschen".[368] Inwieweit unaufgearbeitete Psychiatriegeschichte des deutschen Faschismus Psychiatrie in den späteren beiden deutschen Teilstaaten und hier insbesondere in der DDR beeinflußte und welche Interessengruppen, warum und wie, eine Aufarbeitung verhinderten, muß Thema weiterer Forschung bleiben.

Die Fakten des Geschehens am Kriegsende in der Ueckermünder Anstalt sind in der Arbeit an unterschiedlichen Stellen bereits erwähnt worden und sollen nur kurz zusammengefaßt werden.

1945 starben in der Anstalt 1069 und 1946 insgesamt 605 Patienten. Im Frühjahr 1946 gab es pro Patient in Ueckermünde eine tägliche Ration von 750 Kalorien.

In der Literatur finden sich folgende Angaben: „In Frankreich ... sind im Gebiet der Vichy-Regierung – bei einer täglichen Lebensmittelration von 1200 Kalorien – 40 000 Menschen in den Anstalten verhungert."[369] Für die Anstalt Bethel existiert eine Aufstellung der täglichen Kalorienmenge, die den Patienten von 1934 bis 1946 zur Ernährung zur Verfügung standen. Danach sank die tägliche Kalorienzahl der Nahrungsmittel von 3220 im Jahre 1934 auf etwa 1000 im März 1946. Die Durchschnittsgewichte der Kranken sanken bei Männern von 68 auf 54 und bei Frauen von 64 auf 46 Kilogramm. Diese Zusammenstellung fertigte der damalige leitende Arzt von Bethel an, um erneut vorgesehenen Kürzungen der Rationen durch die englische Besatzungsmacht erfolgreich entgegenzuwirken.[370]

Diese Hungerkatastrophe nach Ende des Krieges spielte sich in vielen deutschen Anstalten ab, die Zahl der Opfer ist noch unbekannt. Wiederum waren es, wie selbstverständlich, die Patienten in den Anstalten, die der Hunger am meisten traf, es gibt keine vergleichbare Gruppe im damaligen Deutschland, die derartig hohe Sterberaten aufweist.[371]

Zusätzlich für Ueckermünde bedeutsam war die Tatsache, daß die Anstalt im April 1945 vom Personal verlassen wurde und die Patienten ihrem Schicksal überlassen wurden.[372] Zeitzeugen vermuteten, daß damals viele Patienten auf der Straße oder in den Wäldern umkamen.

Erst im Juni 1945 erfolgten laut Aufnahmebüchern wieder Aufnahmen von Patienten. Ein Augenzeugenbericht aus dieser Zeit beschreibt die Situation auf der Kinderstation damals folgendermaßen: „Die Kinder waren zu schwach zum Aufstehen und blieben deshalb oft den ganzen Tag im Bett liegen. Sie waren oft zu schwach, um auf dem Topf zu sitzen und mußten dabei festgehalten werden. Viele Kinder starben. Die Beerdigungen erfolgten auf dem Anstaltsfriedhof in einem Massengrab. Die Toten wurden in Papiersäcken beerdigt.“[373]

Am 15.5.1946 wurde Dr. Wilhelm Bender Direktor der inzwischen in Heil- und Pflegeanstalt umbenannten Ueckermünder Anstalt.[374] Dr. Bender war von 1934 bis zu deren Auflösung am 31.10.1940[375] Direktor der Anstalt Berlin-Buch, nachdem der Vorgänger Prof. Birnbaum auf Grund des „Gesetzes zur Wiederherstellung des Berufsbeamtentums“ entlassen worden war. Davor war Bender in der Anstalt Berlin-Wittenau tätig.[376] Bender nahm im Juli 1939 an der Besprechung zur Planung der „Euthanasie“ mit Bouhler und Brandt teil, zu der etwa 15 bis 20 innerhalb der deutschen Psychiatrie in hohen Positionen stehenden Personen geladen waren. Bis auf Prof. de Crinis sagten die Teilnehmenden eine Mitwirkung am „Euthanasieprogramm“ zu, obgleich niemand unter Zwang gestellt wurde.[377] Der Patientenmord an jüdischen Patienten begann im Juni 1940. Es wurden 200 Kinder, Frauen und Männer mit sechs Reichsbahnbussen aus der Anstalt Berlin-Buch, die als Sammelanstalt für jüdische Patienten aus Berlin vorgesehen war, abgeholt und zum ehemaligen Zuchthaus Brandenburg transportiert, um sie dort mit Gas zu töten.[378] Der Mord an den jüdischen Patienten Berlins unter wesentlicher Verantwortung Wilhelm Benders als Direktor der Anstalt Buch war der Beginn der systematischen Vernichtung der Juden mittels Gas. Diese Kranken wurden nicht nach oberflächlichen Begutachtungen wie die andern Opfer der Aktion „Aktion T4“ getötet, sondern als geschlossene Gruppe, weil sie Juden waren.[378a]

In der 100-Jahres-Festschrift der Ueckermünder Anstalt wurde verschwiegen, daß Dr. Bender in Berlin-Buch Direktor gewesen war. Über die Vergangenheit Benders ist dort folgendes zu lesen: „Bender brachte eine große Erfahrung von seiner Tätigkeit in den Wittenauer Heilstätten mit der Arbeitstherapie bei chronisch Schizophrenen mit. Er beschäftigte sich daneben besonders mit ökonomischen Fragen und mit der Rentabilitätsrechnung des psychiatrischen Anstaltswesens; eine diesbezügliche Veröffentlichung wurde für die Nachkriegsjahre als allgemein richtungsweisend angesehen.“[379]

Aus der erwähnten Veröffentlichung Benders aus dem Jahre 1950 sei auszugsweise zitiert:

„Aus der Heil- und Pflegeanstalt Ueckermünde
Wiederaufbauprobleme in den Heil- und Pflegeanstalten

Fortschrittliches Leben und Wirken in den Heil- und Pflegeanstalten gründet sich auf die Tatsache, daß es sich bei ihnen um Krankenanstalten handelt, die sich in Bezug auf ihre gesellschaftliche Bedeutung in keiner Weise anders verhalten als alle übrigen Krankenanstalten, in denen überwiegend Schwerkranke zur Behandlung gelangen. ... Geisteskrankheiten sind ohne Substanzveränderungen im Organismus nicht vorstellbar, sie sind also Körperkrankheiten. ... Hexenprozesse und Euthanasiebestrebungen können nur auf dem Boden grober biologischer Unwissenheit gedeihen. ... Die öffentlichen Heil- und Pflegeanstalten befinden sich seit ihrem Bestehen überwiegend in der unbefriedigenden Situation, ‚Zuschußbetriebe' zu sein, d.h. sie haben sich damit abzufinden, niedrigere als die zu ihrer Existenz notwendigen Einnahmen zu erzielen, und haben sich daran gewöhnt, die staatlichen Zuschüsse zu ihrem Haushalt als etwas Selbstverständliches zu betrachten. ... Arbeitsunfähige Menschen sind Zehrer am Volkseinkommen. Die vom arbeitenden Menschen dem Staate in Gestalt von Sozialversicherungsbeiträgen zur Verfügung gestellten Geldmittel erreichen im Einzelleben eines Werktätigen immer nur die aus der Zahl seiner Arbeitstage sich ergebende Höhe. Da eine große Zahl der geistigen Erkrankungen bei den Betroffenen in jüngeren Jahren auftritt, und da eine ebenfalls recht große Zahl seelisch und geistig abnormer Kinder gar nicht zur produktiven Tätigkeit kommt, sondern zeitlebens anstaltspflegebedürftig bleibt, ist die finanzielle Belastung der Heil- und Pflegeanstalten relativ recht groß, und daher bilden diese Anstalten eine relativ große Belastung des Staatshaushaltes. ... An einer Entlassung eines gebesserten Geisteskranken in ein ungünstiges Milieu hat die Öffentlichkeit kein Interesse, denn Rückfälle pflegen bei Geisteskranken nicht nur die Unterbringungs- und Kostenfrage neu aufzuwerfen, sondern sie sind darüber hinaus vielfach mit sehr unliebsamen Störungen der Öffentlichkeit verbunden. Die Aufgabe ist also, die frischen Fälle in den Anstalten intensiv mit allen modernen Methoden zu behandeln, sie alsdann, nach Abschluß dieser Behandlung, sofort der Beschäftigungstherapie zuzuführen, die nicht nur die verschüttete ‚Arbeitslust' wieder ausgräbt und nutzbringend verwendet, sondern auch von neuem die Möglichkeiten neuer Einordnungen in das öffentliche Leben zu ermitteln trachtet. Diese ‚Verzahnung' der modernen Therapiemethoden mit unserer alten, liebgewonnenen, zu immer neuen Modifikationen fähigen Simonschen Arbeitstherapie bietet den Anstalten außerordentliche Erleichterungen in Bezug auf ihre Existenz und ist gleichzeitig ein Massenberuhigungsmittel bester Art. Wer es am laufenden Band erlebt, daß Kranke, deren verbliebene Arbeitskraft wir mit höchstens 30 % einschätzen können, und diese ihre armseligen 30 % mit einer rührenden Treue und Beharrlichkeit Tag für Tag zur Verfügung stellen, wird diese beschäftigungstherapeutischen Bemühungen niemals als etwas Minderwertiges abtuen können, sondern er wird sie als die Krönung des gesamten Therapiewerkes der Anstalten erkennen müssen. ... In einer Zeit, in der Arbeitskräfte knapp und knapper werden, sind restlose Erfassung und vernünftiger Einsatz aller vorhandener Prozente an Arbeitsfähigkeit einer Bevölkerung eine selbstverständliche Forderung. Je ‚richtiger' der Einsatz der Arbeitskraft erfolgt, um so besser für alle Teile – dies gilt vor allem in bezug auf die Kranken der Heil- und Pflegeanstalten. ... Nicht wenige unserer Verwaltungsangestellten sind noch allzusehr daran gewöhnt, ‚aus dem Vollen' zu wirtschaften. ...“ [380]

Bender schreibt: „Geisteskrankheiten sind ohne Substanzveränderungen im Organismus nicht vorstellbar ... Hexenprozesse und Euthanasiebestrebungen können nur auf dem Boden grober biologischer Unwissenheit gedeihen.“ Gerade das stimmt nicht. Die Psychiater im Nationalsozialismus gingen von der Vorstellung Benders, die übrigens bereits von Griesinger in der Mitte des 19. Jahrhunderts vertreten wurde, aus, daß Geisteskrankheiten auf organischen Veränderungen beruhen und deshalb therapierbar und vererbbar sind. Das führte zur Intensivierung der Therapien bis zu Insulin-Schock- und Elektro-Schock-Behandlung und zur Zwangssterilisation. Und wenn diese Therapien nicht helfen wollten, wenn sich die Krankheit als lebensbegleitend herausstellte und zu dauernder ,,Belastung der Volksgemeinschaft" führte, dann sollte das soziale Problem mit Hilfe der ,,Euthanasie" gelöst werden. Daß in der Psychiatrie des Nationalsozialismus sich wissenschaftliche mit pseudowissenschaftlichen Tendenzen mischten, und zum Beispiel die Eugenik unter dem Nationalsozialismus den Boden der Wissenschaft verließ, soll der Vollständigkeit halber gesagt werden, jedoch meint Bender dies nicht mit seinem Vergleich von Euthanasie und Hexenprozessen.

Die dann folgende Argumentation Benders für mehr Sparsamkeit in der Anstalt ist im Jahr 1950 geradezu grotesk. Seit 1929 wurde den Kranken in den Anstalten zunehmend der Lebensraum entzogen, es wurde gerade bei diesen Kranken auch nach dem Kriege so gespart, daß sie zu Tausenden elendig verhungerten. Statt einer Auseinandersetzung mit dem, was unter Verantwortung von Ärzten hatte geschehen können, wird der alte Ruf nach noch weniger Mitteln von einem Direktor einer Heilanstalt laut. Solche Sätze wie ,,Arbeitsunfähige Menschen sind Zehrer am Volkseinkommen" oder ,,Eine große Zahl seelisch und geistig abnormer Kinder kommt gar nicht zur produktiven Tätigkeit." und Benders Forderung nach intensivierter Therapie und sofortiger Arbeitstherapie mit Ausnutzung der verbliebenen Arbeitskraft lassen ungebrochene Kontinuitäten im psychiatrischen Denken deutlich werden. Der Mensch wird gemessen an seinem Nutzen für die Gesellschaft, nur wer arbeitet hat Rechte, ist nicht ,,unnütz". Es ist der Ruf nach der Lösung der ,,Sozialen Frage" zu hören, der letztendlich im deutschen Faschismus zur Krankentötung führte.

In Benders Artikel bleiben die Kranken Objekte, über die verfügt wird und auf die man herabschaut. Menschen werden verdinglicht.[381]

Wiederum wird die Armut der Gesellschaft an den psychisch Kranken festgemacht. Im Verhältnis zu den Kriegsschäden dürften die Ausgaben für die Anstalten ein Bruchteil gewesen sein.

Die Anstalten haben nach Bender weiterhin die Aufgabe, für die Gesellschaft ,,Ordnung zu machen". Auch an der Notwendigkeit der massenhaften Ausgrenzung von Menschen aus der Gesellschaft in die Anstalten wurde nach dem Krieg nicht gezweifelt. In der Festschrift findet sich die Angabe: ,,Bis zum Jahre 1949 konnte die Anstalt nicht nur belegt, sondern sogar auf einen Bestand von 1000 Betten gebracht werden."[382]

Am 31.8.1950 verließ Bender Ueckermünde und wurde in Berlin-Wuhlgarten, heute Wilhelm-Griesinger Krankenhaus, Direktor. Spätestens in Berlin war die Erinnerung, daß er Direktor von Berlin-Buch war, noch wach. Es müssen Leute wie Bender in der DDR auch wissentlich von den offiziellen Stellen gedeckt worden sein. Ein Grund wird der Mangel an Ärzten gewesen sein.

Im September 1954 wurde die Heil- und Pflegeanstalt Ueckermünde aufgelöst. In der Festschrift findet sich als Grund der schlechte Zustand der Gebäude der Anstalt[384]. Daß die Anstalt geräumt wurde, weil die kasernierte Volkspolizei Kasernen brauchte, verschweigt die Festschrift. Ueckermünde, die einzige pommersche Anstalt, die während des Krieges nicht zur Kaserne umfunktioniert wurde, wurde 1954 Kaserne. Kasernen wurden gebraucht und erneut wurde auf eine Heil- und Pflegeanstalt zurückgegriffen. Auch bei den Ueckermünder Patienten war die Erinnerung noch wach. Als die Busse zur Verlegung nach Brandenburg-Görden auf dem Anstaltsgelände einfuhren, kamen bei den Patienten alte Ängste auf, sie sollen geweint und sich gewehrt haben.[385]

Anmerkungen

zu Kapitel 2:

1 Siemen, H.-L.: Menschen blieben auf der Strecke, Gütersloh 1987, S. 23 ff

2 Walraph, E., Tretzel, H.: Medizin in der Zeit des Faschismus, Erlebt, verdrängt – jetzt erinnert. Beitragsfolge im Nordkurier. 1. Beitrag 28.7.1990; Schmitz, W., Joschko, H. (Hrg.): Provinzial-Heil- und Pflegeanstalt Ueckermünde – Neuropsychiatrisches Bezirkskrankenhaus Ueckermünde 1875 - 1975, Neubrandenburg 1975, S. 11 im folgenden: Festschrift; Baader, G.: Zur Ideologie des Sozialdarwinismus, in Baader, G., Schultz, U. (Hrg.): Medizin und Nationalsozialismus, Dokumentation des Gesundheitstages Berlin 1980, Frankfurt 1987, S. 39 f

3 Haushaltspläne des Provinzialverbandes Pommern 1928, 1937, Geheimes Staatsarchiv Berlin XV HA Rep 60 Nr. 273 und 278

4 Braune, P. G.: Der Kampf der Inneren Mission gegen die Euthanasie, in Innere Mission 37, 1947, S. 30

5 Personen siehe Personenregister im Anhang der Arbeit

6 siehe auch: Albrecht, P.: Provinzialheilanstalt Ueckermünde, in Psychiatrisch-neurologische Wochenschrift, 23, 1921,1922, S. 35.
Bundt, D.: Kranken-Heil-und Pflegeanstalten der Provinz Pommern, Düsseldorf 1929
Enke, F.: 6. Bericht der Pommerschen Provinzialheilanstalt Ueckermünde 1905-1911, in Allgemeine Zeitschrift Psychiatrie, 70, 1913, S. 352.
Knecht, A.: Bericht über die Provinzialirrenanstalt Ueckermünde pro 1890-1895, in Irrenfreund 38, 1896, S.149
Knecht, A.: Die Familiäre Irrenpflege in Ueckermünde, in Irrenpflege 5, 1902, S. 37
Knecht, A.: Die Heil- und Pflegeanstalt Ueckermünde, in Bresler, J.: Deutsche Heil- und Pflegeanstalten für Psychischkranke in Wort und Bild, 1. Band, Halle 1910
Tomaschny, V.: Die ersten Anfänge einer offenen Fürsorge bei der Provinzialheilanstalt Ueckermünde, in Psychiat. neurol. Wschr. 33, 1931, S. 334
Bericht über das 50jährige Bestehen der Provinzialheilanstalt Ueckermünde am 1.10.1925, in Psychiatr. neurol. Wschr. 27, 1925, S. 414

7 Kontrollbesuche des Provinzialverbandes in der Provinzialheilanstalt Ueckermünde 1925-1933. Akten des Oberpräsidiums von Pommern, Pommersches Landesarchiv Greifswald Rep. 60 Nr. 2287

8 Walter, B.: Anstaltsleben als Schicksal. Die nationalsozialistische Erb- und Rassenpflege an Psychiatriepatienten, in Frei, N. (Hrg.): Medizin und Gesundheitspolitik in der NS-Zeit, Schriftenreihe der Viertelsjahreshefte für Zeitgeschichte, Sondernummer, München 1991, S. 233

9 Aus der Arbeit in Pommern, Offene Fürsorge für Geisteskranke in der Provinz Pommern, in Pommersche Wohlfahrtsblätter Nr. 5, 1928, S. 200

10 Mercklin, A.: Neue Aufgaben und Ziele der praktischen Psychiatrie, in Pommersche Wohlfahrtsblätter Nr. 4, 1928, S. 131

11 Tomaschny, V.: Die Familienpflege der Provinzialheilanstalt Ueckermünde, in Allg. Z. Psychiat. 88, 1928, S. 220 ff.

12 Haushaltspläne des Provinzialverbandes Pommern, Berichte zu den Haushaltsplänen, Einzelpläne. (unvollständig von 1928-1942), Geheimes Staatsarchiv Berlin. XV HA Rep 60, Nr. 273, 274, 282, 283, 278, 280, 279, 1607, 1606

13 Zahl von 1939, 1945 und 1946 annähernde Zahl nach Totenbüchern, da auf dem Anstaltsfriedhof auch einige Fremde begraben wurden.

14 Nach überhaupt behandelten Kranken: Verstorbene geteilt durch (Krankenstand am Anfang des Jahres plus Zugänge) in Prozent
15 am Schluß des Verwaltungsjahres
16 nach Haushaltsplänen des Provinzialverbandes Pommern, Geheimes Staatsarchiv Berlin, XV. HA. Nr 1606 im folgenden: Haushaltspläne des Provinzialverbandes
17 extra aufgeführt: nach Ueckermünde übertragene Stellen von Stralsund und Lauenburg
18 Sta. Hannover, Bd. 4, S. 141
19 nach insgesamt behandelten Patienten
20 Sta. Hannover, Bd.6, S. 121
21 Bundesarchiv Koblenz, R 96.1 /3, Bl. 125129
22 in Krankenblättern von 1944 nachweisbar
23 siehe auch Kapitel „Die Krankenmorde in Pommern im Verhältnis zur ‚Aktion T4' " und „Die ‚Kinderfachabteilung' in Ueckermünde"
24 siehe auch Siemen, H.-L.: Menschen blieben auf der Strecke, Gütersloh 1987, S. 153 ff.
25 Festschrift und nach Angaben aus den Jahresberichten des Provinzialverbandes Pommern, Geh. Staatsarchiv Berlin, XV HA Rep. 60 Nr. 1607 Bl.18-20

zu Kapitel 3 :

26 Nowak, K.: Sterilisation und Krankenmord 1934-1945, in Diakonie im Rheinland, 1990, Heft 2, S. 24
27 siehe allgemein zu den einzelnen Krankenmordaktionen: Schmuhl, H.-W.: Rassenhygiene, Nationalsozialismus, Euthanasie. Von der Verhütung zur Vernichtung „lebensunwerten Lebens" 1890 – 1945, Göttingen 1987, S. 182-260; auch Meyer, Joachim-Ernst/Ralf Seidel: Die psychiatrischen Patienten im Nationalsozialismus, in: Karl Peter Kisker (Hrg.), Psychiatrie der Gegenwart, Bd. 9, Berlin 1989, S. 369-396
28 Aly, G.: „Aktion T4"-Modell des Massenmordes, in Aly, G. (Hrg.): Aktion T4-1939-1945, Berlin 1989, S.14 (im folgenden: Aly: Aktion T4)
29 Thom, A.: Das Schicksal der Psychiatrie in der Zeit der faschistischen Diktatur, in Psychiatrie, Neurologie und medizinische Psychologie 1985, Heft 5, S. 248
30 Aly: Aktion T4, S. 11 und 12
31 Kaul, F. K.: Nazimordaktion T4, Berlin 1973, S. 62, (im folgenden: Kaul: Nazimordaktion)
32 Kaul: Nazimordaktion, S. 63
33 Bundesarchiv Koblenz, R 96 1 /2, Bl. 127398
34 Klee, E.: „Euthanasie" im NS – Staat, Frankfurt 1985, S. 102 (im folgenden: Klee: Euthanasie)
35 Aly: Aktion T4, S. 11
36 T4-Statistik aus Schloß Hartheim, in Kaul: Nazimordaktion, S. 171
37 Baader, G.: Die „Euthanasie im Dritten Reich, in Baader, G., Schultz, U. (Hrg.): Medizin und Nationalsozialismus. Dokumentation des Gesundheitstages Berlin 1980, Frankfurt 1987, S. 95 Thom, A.: Das Schicksal der Psychiatrie in der Zeit der faschistischen Diktatur, in Psychiatrie, Neurologie und medizinische Psychologie 1985, Heft 5, S. 249
38 Aly: Aktion T4, S. 11
39 Extermination geistig Kranker. Ermittlungsergebnis der Hauptkommission zur Untersuchung der deutschen Verbrechen in Polen, in Klee, E. (Hrg.): Dokumente zur „Euthanasie". Frankfurt 1985, S.72 (im folgenden: Klee: Dokumente)
40 Jaroszewski, Z.: Die Vernichtung psychisch Kranker in Polen 1939-1945, in Rapoport, S. M., Thom, A. (Hrg.): Das Schicksal der Medizin im Faschismus, Berlin 1989, S. 44 ff.

Szarejko, P., Wasilewski, Glinski, J.: Die Methoden der Tötung psychisch Kranker in Polen während des Okkupationsregimes, in Rapoport, S. M., Thom, A. (Hrg.): Das Schicksal der Medizin im Faschismus, Berlin 1989, S. 104 ff.

41 Schmuhl, H.-W.: Rassenhygiene, Nationalsozialismus, Euthanasie. Von der Verhütung zur Vernichtung „lebensunwerten Lebens" 1890 – 1945, Göttingen 1987, S. 240 – 247 und Klee: Euthanasie, S. 113 und 95

42 Nowak, K.: Sterilisation und Krankenmord, in Diakonie im Rheinland, Heft 2, 1990, S. 25

43 Thom, A.: Kriegsopfer der Psychiatrie. Das Beispiel der Heil- und Pflegeanstalten Sachsens, in Frei, N. (Hrg.): Medizin und Gesundheitspolitik in der NS-Zeit, Schriftenreihe der Viertelsjahreshefte für Zeitgeschichte, Sondernummer, München 1991, S. 213 (im folgenden: Thom: Kriegsopfer)

44 Thom: Kriegsopfer, S. 209

45 Gemeint sind die T4-Meldebögen

46 Bundesarchiv Koblenz R 96 1 /2, Bl. 128224

47 Bundesarchiv Koblenz R 96.1 /3, Bl. 127835

48 Bundesarchiv Koblenz R 96.1 /1, Bl. 128028

49 StA. Dresden, Ministerium der Justiz, Nr. 703, Bl. 13626 ff., Strafsache gegen Prof. Paul Nitsche und anderer wegen Verbrechen gegen die Menschlichkeit, Urteilsbegründung, in Thom, Kriegsopfer, S. 215

50 Thom: Kriegsopfer, S. 205

51 siehe auch Personenregister im Anhang

52 Gerhardt, P.: Selektion in der Heilanstalt, Stuttgart 1965, S. 128 ff.

53 Hamann, M.: Die Ermordung psychisch kranker polnischer und sowjetischer Zwangsarbeiter, in Götz, A.: Aktion T4, S. 162

54 Nowak, K.: Sterilisation und Krankenmord 1934-1945, in Diakonie im Rheinland 1990, Heft 2, S. 26

55 Bundesarchiv Koblenz R 96.1 /2, Bl. 127926 ff.

56 Schmuhl, H.-W.: Rassenhygiene, Nationalsozialismus, Euthanasie. Von der Verhütung zur Vernichtung „lebensunwerten Lebens" 1890 – 1945, Göttingen 1987, S. 230 – 236

57 Aly: Aktion T4, S.168

58 Aly: Aktion T4, S.175

59 Bundesarchiv Koblenz R96.1 /2, Bl. 127928

60 Klee: Euthanasie, S.376 ff.

61 Friedlander, H.: Jüdische Anstaltspatienten im NS-Deutschland, in Aly: Aktion T4, S.34 ff. und Schmuhl, H.-W.: Rassenhygiene, Nationalsozialismus, Euthanasie. Von der Verhütung zur Vernichtung „lebensunwerten Lebens" 1890 – 1945, Göttingen 1987, S. 215 – 216

62 Hamann, M.: Die Ermordung psychisch kranker polnischer und sowjetischer Zwangsarbeiter, in Aly: Aktion T4, S. 161-166 und Schmuhl, H.-W.: Rassenhygiene, Nationalsozialismus, Euthanasie. Von der Verhütung zur Vernichtung „lebensunwerten Lebens" 1890 – 1945, Göttingen 1987, S. 237 – 239

63 Emmerich, N.: Die forensische Psychiatrie 1933 bis 1945, in Arbeitskreis zur Erforschung der Geschichte der Karl-Bonhoeffer-Nervenklinik (Hrg.): Totgeschwiegen 1933 – 1945, Berlin 1989, S. 105 ff. (im folgenden: Totgeschwiegen) und Schröter, S.: Psychiatrie in Waldheim/Sachsen (1716-1946), Frankfurt/M 1994, S.71 ff.

64 Emmerich, N.: Die forensische Psychiatrie 1933 bis 1945, in Totgeschwiegen, S.115 ff.

65 LAB Rep 12, Acc 1641, Nr. 248, in Emmerich, N.: Die forensische Psychiatrie 1933 bis 1940 in Totgeschwiegen, S.115 ff.

66 Bundesarchiv Koblenz R 96.1 /2, Bl. 128224

67 Teppe, K.: Die preußischen Oberpräsidenten 1933 – 1945, in Die preußischen Oberpräsidenten

1815 – 1945, in Schwabe, K.: Büdinger Forschungen zur Sozialgeschichte 1981, Boppard 1985, S. 337
68 Gaede, H.: Pommern seit der Machtergreifung, Berlin 1940, S. 15
69 Gaede, H.: Schwede-Coburg, Berlin 1939
70 Thevoz, R., Branig, H., Löwenthal-Hensel, C.: Pommern im Spiegel von Gestapo-Lageberichten und Sachdaten, Köln und Berlin 1974, S. 44
71 Gaede, H.: Schwede-Coburg, Berlin 1939, S. 23
Schwede-Coburg: Kampf um Coburg, München 1939
Faber, W.: Coburg unterm Hakenkreuz, München 1932
72 Teppe, K.: Die preußischen Oberpräsidenten 1933-1945, in Die preußischen Oberpräsidenten 1815-1945, Schwabe, K. (Hrg.), Boppard 1985, S. 233 und S. 243
73a Hansen, E.: Wohlfahrtspolitik im NS-Staat, Augsburg 1991, S.412
73 Thevoz, R., Branig, H., Löwenthal-Hensel, C.: Pommern im Spiegel von Gestapo-Lageberichten und Sachdaten, Köln und Berlin 1974, S. 305
74 Sta. Hannover 2 Js 614/62, Verfahren gegen Eimann und Ebrecht, Bd.7, Bl. 249 ff (im folgenden: Sta. Hannover)
75 Sta. Hannover Bd 4 , Bl. 60
76 Sta. Hannover Bd. 4 , Bl. 241
77 Sta. Hannover Bd. 4 , Bl. 62
78 nach Sta. Hannover Bd. 7, Bl. 39, Bd.4, Bl. 200, Bd. 6, Bl. 227, Bd. 2, Bl. 242
79 Sta. Hannover Bd. 7, Bl. 250
80 Sta. Hannover Urteil, Bd. 16
81 Sta. Hannover Anklageschrift, S. 49
82 Sta. Hannover Bd. 2, Bl. 34 ff.
83 Sta. Hannover Bd. 4, Bl. 26
84 Sta. Hannover Bd. 2, Bl. 3
85 Sta. Hannover Anklageschrift, S. 30 ff.
86 Sta. Hannover Bd. 4, Bl. 27
87 Sta. Hannover Bd. 4, Bl. 166
88 Franz Schwede-Coburg
89 Braune, P. G.: Der Kampf der Inneren Mission gegen die Euthanasie, in Innere Mission, 37, 1947, S. 30
90 Haushaltsplan der Provinzialverwaltung Pommern 1940, Geheimes Staatsarchiv Berlin, XV HA Rep. 60, S.6
91 Vernehmungsprotokoll der „Fronttruppe" vom 23.4.1945, V 5, Bl. 4064 ff. in Klee: Euthanasie. S. 405
92 siehe auch Verlegungen Ueckermünder Patienten im Anhang
93 Sta. Hannover Bd. 8, Bl. 124 ff.
94 Sta. Hannover Bd. 3, Bl. 135
95 Sta. Hannover Bd. 6, Bl. 82 ff.
96 Sta. Hannover Bd. 7, Bl. 39 ff.
97 Aussage Drews in Sta. Hannover, Bd. 4, Bl. 202
98 Sta. Hannover Bd. 3, Bl. 230
99 Sta. Hannover Bd. 5, Bl. 112 ff.
100 Sta. Hannover Bd. 5, Bl. 112 ff.
101 Sta. Hannover Bd. 3, Bl. 250
102 Sta. Hannover Bd. 5, Bl.111 ff., Bd. 6, Bl.119 ff., Bd. 7, Bl. 271 ff., Bd 10, Bl.120 ff.
103 Sta. Hannover Bd. 4, Bl. 33 ff.
104 Sta. Hannover Bd. 4, Bl. 23 ff.

105 Walter, B.: Anstaltsleben als Schicksal. Die nationalsozialistische Erb- und Rassenpflege an Psychiatriepatienten, in Frei, N. (Hrg.): Medizin und Gesundheitspolitik in der NS-Zeit, Schriftenreihe der Viertelsjahreshefte für Zeitgeschichte, Sondernummer, München 1991, S. 232
106 Sta. Hannover Anklageschrift, S. 22 ff.
107 Genz, P.: Auswertung der Aufnahmebücher der Anstalten Stralsund, Lauenburg und Treptow/ Rega, unveröffentlichtes Manuskript, September 1991
108 Genz, P.: Auswertung der Aufnahmebücher der Anstalten Stralsund, Lauenburg und Treptow/Rega, unveröffentlichtes Manuskript, September 1991
109 Sta. Hannover Anklageschrift, S. 49
110 Haushaltsplan des Provinzialverbandes von Pommern 1940, Geheimes Staatsarchiv Berlin, XV HA Rep 60 S. 6
111 Sta. Hannover Bd. 7, Bl. 273
112 Bartels, F.: Vortrag über Kückenmühle 1933-1940, Fachtagung des Diakonischen Werkes zu Fragen der Euthanasieforschung, Lobetal. 28.10.-1.11.1989
113 Sta. München 112 Ks 2/64, Verfahren gegen Erdmann und andere, Bd 4, Bl. 1198, in Totgeschwiegen, S.192
114 Sta. Hannover Bd. 4, Bl. 26
115 Sta. Hannover Bd. 8, Bl. 199
116 Sta. Hannover Bd. 4, Bl. 26
117 Genz, P.: Auswertung der Aufnahmebücher der Anstalten Stralsund, Lauenburg und Treptow/Rega, unveröffentlichtes Manuskript, September 1991 und nach den Ueckermünder Aufnahmebüchern
118 Genz, P.: Auswertung der Aufnahmebücher der Anstalten Stralsund, Lauenburg und Treptow/ Rega, unveröffentlichtes Manuskript, September 1991
119 Sta. Hannover Bd. 4, Bl. 30 und Bl. 77
120 Sta. Hannover Bd.2, Bl. 239
121 Bundesarchiv Koblenz, R 96.1 /15, keine Blattangabe
122 Auss. des Pflegers Szczepan Bednarek am 20.8.1945 in Koscian, in Klee: Euthanasie, S. 113
123 Jaroszewski, Z.: Die Vernichtung der Geisteskranken während des Krieges in Polen zum 50. Jahrestag der Verbrechen, Vortrag, unveröffentlichtes Manuskript. S. 7
124 Extermination geistig Kranker, Ermittlungsergebnis der Hauptkommission zur Untersuchung der deutschen Verbrechen in Polen, in Sta. Hamburg 147 Js 58/67, in Klee : Dokumente, S. 72
125 Sta. Düsseldorf Az. 8 Js 7212/59 (Zentralstelle der Landesjustizverwaltungen zur Aufklärung nationalsozialistischer Verbrechen in Ludwigsburg (im folgenden ZSL), Az.202 AR-Z 152/59 Bl. 51 ff.), in Beer, M.: Die Entwicklung der Gaswagen beim Mord an den Juden. Vierteljahreszeitschrift für Zeitgeschichte, 35. Jahrgang, 1987, S. 405 (im folgenden : Beer, M.: Gaswagen)
126 Sta. Hannover Az. 2 Js 299/60 (ZSL. Az. 415 AR-Z 220/59.Bl. 277 ff.), in Beer, M.: Gaswagen, S. 406
127 Beer, M.: Gaswagen, S. 406 ff.
128 Reste deutscher Geheimunterlagen von Dziekanka, in Klee: Euthanasie, S. 107
129 Sta. Hannover Bd. 4, Bl. 31
130 Ueckermünder Zeitzeuge A, Protokoll vom 22.9.1989
131 Ueckermünder Zeitzeuge A, Protokoll vom 22.9.1989
132 Ueckermünder Zeitzeuge B, Protokoll vom 15.9.1989
133 Sta. Hannover Bd. 3, Bl. 43-45
134 Sta. Hannover Bd. 4, Bl. 76-78
135 Sta. München 112 Ks 2/64, Bd. 1, Bl. 86, in Härtel, C.: Transporte in den Tod, in Totgeschwiegen, S. 192
136 Sta. Hannover Bd. 4, Bl. 76-78

137 siehe auch Kapitel „Die Krankenmorde in Pommern im Verhältnis zur T4-Aktion"
138 Sta. Hannover Bd. 4, Bl. 76-78
139 Szarejko, P., Wasilewski, Glinski, J.: Die Methoden der Tötung psychisch Kranker in Polen während des Okkupationsregimes, in Rapoport, S. M., Thom, A. (Hrg.): Das Schicksal der Medizin im Faschismus, Berlin 1989, S. 105
140 Sta. Hannover Bd. 7, Bl. 274
141 Sta. Hannover Bd. 3, Bl. 43-45
142 Bilanz der T4-Aktion aus Schloß Hartheim, in Kaul: Nazimordaktion, S. 171
143 Sta. Hannover 2 Js 614/62, in Klee: Euthanasie, S. 193
144 Bundesarchiv Koblenz R 96 I /2, in Hamann, M.: Die Ermordung psychisch kranker polnischer und sowjetischer Zwangsarbeiter, in Aly: Aktion „T4", S. 161
145 Haushaltsplan des Provinzialverbandes von Pommern 1940, Geheimes Staatsarchiv Berlin, XV. HA, Rep. 60, S. 6
146 Frankiewicz, B. (Szczeciner Archiv): schriftliche Auskunft vom 27.1.1991
147 Radzicki, J. und J.: Verbrechen des nationalsozialistischen Sanitätsdienstes in der Irrenanstalt Obrawalde bei Meseritz, Rohübersetzung, Ärztebibliothek der Karl-Bonhoeffer-Nervenklinik Berlin, Teil 1, S. 28 ff. (im folgenden: Radzicki)
148 Nachweisung der für die Verlegung in die Landesanstalt Görden am 17.9.1941 vorgesehenen Kranken, Archivnr. 80a und 80b; Transport am 2. Juli 1941 in die LHA Görden, Archivnr. 82a und 82b; Verlegungsliste 1/4 Pommern, Archivnr. 78a und 78b; Nachweisung ...der für den Transport nach Görden vorgesehenen Frauen, Archivnr. 79: Ablichtungen aus dem Archiv Meseritz-Obrawalde, Archiv Karl-Bonhoeffer-Nervenklinik Berlin
149 Bundesarchiv Koblenz R 96.1 /6, Bl. 125325
150 Radzicki, Teil 2, S. 13
151 Erklärung des gerichtsmedizinischen Hauptexperten der 1. Weißrussischen Front über die Massenvernichtung der Patienten in Meseritz-Obrawalde. in Klee: Dokumente S. 306
152 Radzicki Teil 2 S. 23 und Vernehmungsprotokoll der Fronttruppe vom 23. 4.1945, V 5, Bl. 4064 der Akten, in Klee: Euthanasie. S. 405
153 Totgeschwiegen, S. 192
154 Radzicki Teil 2 S. 47
155 Radzicki Teil 2 S. 46
156 Sta. Hannover. Bd. 8 Bl. 124
157 Sta. Hannover. Bd. 6 Bl. 81
158 Sta. Hannover. Bd. 4 Bl. 141, Bd. 8 Bl. 124 ff.
159 Sta. Hannover. Bd. 4 Bl. 23., Bd. 2 Bl. 247 ff., Bd. 6 Bl.119 ff., Bd. 5 Bl. 111 ff. und Personalakten von Pflegepersonal der Pommerschen Heilanstalten. Landesarchiv Greifswald. Titel 1. Abt. 10.
160 Radzicki. Teil 2 S. 49 ff.
161 Radzicki. Teil 2 S. 50
162 Erklärung des gerichtsmedizinischen Hauptexperten der 1. Weißrussischen Front über die Massenvernichtung der Patienten in Meseritz-Obrawalde, in Klee: Dokumente, S. 306 ff.
163 Aussage eines ehemals Internierten am 10. 5. 1973 vor der Bezirkskommission zur Erforschung der NS-Gewaltverbrechen in Grünberg (Polen), 1 DS 1/67, in Klee: Euthanasie, S. 407
164 Auss. einer Patientin am 7.12.1972, V5 , Bl. 3569, in Klee : Euthanasie, S. 408
165 Radzicki, Teil 2, S. 58
166 Urteil des Schwurgerichtes in Berlin, 11 Ks 8/46, in Rüter-Ehlermann, A: Justiz und NS-Verbrechen, Amsterdam 1968, Bd. 1, lfd. Nr. 003, S. 35
167 Bundesarchiv Koblenz R 96.1 /3, Bl. 127827
168 Bundesarchiv Koblenz, R 96.1 /15, keine Blattangabe

169 Liste der am 20.8.1942 nach Meseritz-Obrawalde verlegten Frauen, Archivnr. 68a - 68d. Ablichtungen aus dem Archiv Meseritz-Obrawalde im Archiv Karl-Bonhoeffer-Nervenklinik Berlin
170 Arzt in Ueckermünde, vom 1.9.1950 - 5.9.1954 Direktor der LHA Ueckermünde
171 gerichtliche Einweisung
172 Sterbebücher von Meseritz-Obrawalde 1942-1945 (unvollständig), Kopien im Archiv der Karl-Bonhoeffer-Nervenklinik Berlin
173 Sta. Hamburg 147 Js 58/67, Sterbebücher Meseritz-Obrawalde, in Totgeschwiegen, S. 200
174 Radzicki, Teil 2, S. 9 und S. 20
175 siehe auch Kapitel „Die Krankenmorde in Pommern im Verhältnis zur T4-Aktion"
176 Sta. Hannover Bd. 6, Bl. 82
177 Sta. Hannover Bd. 4, Bl. 166
178 Festschrift, S. 19
179 Arbeitskreis Euthanasie: Die Heil- und Pflegeanstalt Johannistal-Süchteln und die Euthanasie. Vortrag auf der Veranstaltung des Arbeitskreises Euthanasie der Landesklinik Viersen am 10.11.1988, Viersen 1989, S. 9
180 siehe Kapitel „Die Krankenmorde in Pommern im Verhältnis zur T4-Aktion"
181 Schröder, F.: Erweiterter Vortrag zur IPPNW-Veranstaltung in Brandenburg vom 1.6.1989, unveröffentlichtes Manuskript, S. 6
182 laut schriftlicher Auskunft Dr. Knaape/Landesklinik Brandenburg vom 10.9.1991
183 Zeitzeuge A, Protokoll vom 22.9.1989
184 Bundesarchiv Koblenz R 96.1 /15, keine Blattangabe
185 Haushaltspläne des Provinzialverbandes Pommern, Geheimes Staatsarchiv Berlin, XV HA Rep. 60, Nr. 273 – 283
186 Vollack, M.: Raum, Bevölkerung und Siedlung, in Der Kreis Ueckermünde bis 1945, Ein pommersches Heimatbuch, Hamburg 1981, S 57 ff.
187 siehe auch Kapitel „Grundlegendes"
188 Bundesarchiv Koblenz R 18 /3768, Bl. 38 und 39
189 Archiv im psychiatrischen Krankenhaus Hadamar, in Hamann, M.: Die Ermordung psychisch kranker polnischer und sowjetischer Zwangsarbeiter, in Aly: Aktion T4, S. 162
190 Siehe Kapitel „Die Transporte von Patienten nach Ueckermünde"
191 Zeitzeuge A, Protokoll vom 22.9.1989
192 Zeitzeuge A, Protokoll vom 22. 9.1989
193 Walraph, E., Tretzel, H.: Endstation Obrawalde, in Nordkurier, Neubrandenburg, 25. 8.1990
194 Walraph, E., Tretzel, H.: Endstation Obrawalde, in Nordkurier, Neubrandenburg, 25. 8.1990
195 laut Ueckermünder Totenbüchern
196 laut Ueckermünder Totenbüchern
197 Wiesner, E.: Man nannte mich Ernst, Berlin 1958, S. 192
198 Sta. Hannover, Bd. 7, Bl. 271 ff.
199 Zeitzeuge A, Protokoll vom 15.10.1991
200 Bundesarchiv Koblenz R 96.1 /2, Bl. 127947
201 Zeitzeuge A, Protokoll vom 22. 9.1989
202 Archiv der Nationalen Mahn- und Gedenkstätte Sachsenhausen, R 206 M 21, S. 109
203 Becker, C.: Die Durchführung der Euthanasie in den katholischen caritativen Heimen für geistig Behinderte, in Borgmann, K. (Hrg.): Jahrbuch der Caritaswissenschaft 1968, Freiburg 1968, S. 107
204 Klee: Euthanasie, S. 66
205 60. und 61. Bericht über die Verwaltung der Angelegenheiten des Provinzialverbandes von Pommern, Geheimes Staasarchiv Berlin, XV HA , Nr. 1606
206 Klee: Euthanasie, S. 67

207 Bartels, F.: Vortrag zur Anstalt der Inneren Mission Kückenmühle auf der Fachtagung des Diakonischen Werkes zu Fragen der Euthanasie, Lobetal, 1.11.1989
208 Klee: Euthanasie, S. 66
209 Bundesarchiv Koblenz, R 18 /3707, keine Blattangabe
210 Bundesarchiv Koblenz NS 6 /335, Bl. 108
211 Bundesarchiv Koblenz R 18 /3707, keine Blattangabe
212 Aly: Aktion T4, S. 176
213 Bundesarchiv Koblenz R 18 /3707, keine Blattangabe
214 Bundesarchiv Koblenz R 18 /3707, keine Blattangabe
215Zeitzeuge A, Protokoll vom 9.10.1991
216 Bundesarchiv Koblenz, R 96.2 /52, keine Blattangabe
217 Bundesarchiv Koblenz, R 18 /3809, keine Blattangabe
218 Bundesarchiv Koblenz, R 18 /3707, keine Blattangabe
219 Brief vom 24.7.1944, in Zentrale Stelle der Landesjustizverwaltung in Ludwigsburg, Heidelberger Dokumente, 133, Bl. 127916 ff.
220 Siehe auch Kaminsky, U.: Zwangsterilisation und „Euthanasie“ am Beispiel rheinischer Erziehungsanstalten sowie Heil- und Pflegeanstalten der Inneren Mission (1933 bis 1945), Essen 1993 (Diss. phil.), S. 416 ff. und ders., Die Innere Mission im Rheinland und die Krankenmorde in der NS-Zeit, in: Diakonie im Rheinland, Jg. 29, 1992, Heft 3, S. 37-48 und Aly: Aktion T4, S.174
221 Ueckermünder Aufnahmebücher
222 Heilen und Vernichten im Nationalsozialismus (Ausstellungskatalog), Köln 1985, S. 109 und 110
223 Archiv Brauweiler, Nr. 13073, in Zöhren, P.: Nebenan-eine andere Welt, Schwalmtal 1988, S. 24.
224 Zöhren, P.: Nebenan-eine andere Welt, Schwalmtal 1988, S. 24
225 siehe auch Kapitel „Die Ueckermünder Anstalt in den Nachkriegsjahren“
226 Bundesarchiv Koblenz R 96.1 /15, keine Blattangabe
227 Sta. Düsseldorf 8 Ks 8/48, Bd. 14, Bl. 210
228 siehe auch Kapitel „Die Ueckermünder Anstalt in den Nachkriegsjahren“
229 Aly: Aktion T4, S. 168 ff.
230 Bundesarchiv Koblenz NS 6 /335, Bl. 108
231 Archiv Brauweiler Nr. 14295, in Zöhren, P.: Nebenan-eine andere Welt, Schwalmtal 1988, S. 23
232 Brief vom 24.7.1944, in Zentrale Stelle der Landesjustizverwaltung in Ludwigsburg, Heidelberger Dokumente, 133, Bl. 127916 ff.
233 siehe auch Übersicht „Transporte und Verlegungen nach Ueckermünde“ im Anhang
234 Thom, A.: Das Schicksal der Psychiatrie in der Zeit der faschistischen Diktatur. in Psychiatrie, Neurologie und medizinische Psychologie, 5 (1985), S. 251
235 Sta. Hannover Bd.3, Bl. 45
236 Genz, P.: Auswertung der Aufnahmebücher der Anstalten Stralsund, Lauenburg und Treptow/ Rega, unveröffentlichtes Manuskript, September 1991
237 Bundesarchiv Koblenz R 96.1 /15, keine Blattangabe
238 Die von der Patientengruppe in Tötungseinrichtungen deportierten Patienten sind von der Gesamtzahl abgezogen
239 Thom: Kriegsopfer, S. 205
240 Siemen, H. L.: Menschen blieben auf der Strecke, Gütersloh 1987, S. 148
241 Die Zahlen für Zwiefalten, Emmendingen, Weinsberg und Wittenau in: Faulstich, H.: Von der Irrenfürsorge zur „Euthanasie“, Freiburg 1993,. S. 317
242 Hauptarchiv Bethel, 2/33-461, 38 AB 01, Bl. 14
243 Faulstich, H.: Neben dem Morden ein geplantes Hungersterben? unveröffentlichtes Manuskript.
244 Faulstich, H.: Neben dem Morden ein geplantes Hungersterben?.unveröffentlichtes Manuskript, S. 3 und 10

245 Standesamt Ueckermünde, Sterbefälle der Stadt abzüglich der der Heilanstalt, da nach Auskunft des Standesamtes Ueckermünde Verstorbene der Heilanstalt ebenfalls über das Standesamt Ueckermünde registriert wurden.
246 Vollack, M.: Raum, Bevölkerung und Siedlung, in Der Kreis Ueckermünde bis 1945, Ein pommersches Heimatbuch, Hamburg 1981, S 57 ff.
247 Sta. Hannover Bd. 6, Bl. 81
248 Brief vom 24.7.1944, in Zentrale Stelle der Landesjustizverwaltung in Ludwigsburg, Heidelberger Dokumente, 133, Bl. 127916 ff.
249 Bundesarchiv Koblenz R 96.1 /15, keine Blattangabe
250 Bundesarchiv Koblenz R 96.1 /16 Bericht Pommern, keine Blattangabe
251 Sta. Hannover Bd. 7, Bl.. 40
252 Sta. Hannover Bd. 3, Bl. 139
253 Teppe, K.: Die preußischen Oberpräsidenten 1933-1945, in Die preußischen Oberpräsidenten 1815-1945, in Schwabe, K. (Hrg.): Büdinger Forschungen zur Sozialgeschichte 1981, Boppard, 1985, S. 233
254 Bundesarchiv Koblenz R 96.1 /6, Bl. 125291 ff.
255 Urteil des LG Köln vom 4.12.1953, 24 Ks 1/51, in Rüter-Ehlermann, A.: Justiz und NS-Verbrechen, Bd. 12, Amsterdam 1974, S. 383
256 Richarz, B.: Heilen, Pflegen, Töten: Zur Alltagsgeschichte einer Heil- und Pflegeanstalt bis zum Ende des Nationalsozialismus, Göttingen 1987, S. 149
257 siehe auch tabellarische Übersicht der Deportationen im Anhang
258 siehe auch Kapitel „Transporte nach Meseritz-Obrawalde"
259 Festschrift, S. 19
260 Sta. Hannover Bd. 6, Bl. 81
261 Protokoll Zeitzeuge A, vom 22. 9.1989 und Protokoll Zeitzeuge C vom 20.10.1989
262 Brief vom 24.7.1944, in Zentrale Stelle der Landesjustizverwaltung in Ludwigsburg, Heidelberger Dokumente, 133, Bl. 127916 ff.
263 Bundesarchiv Koblenz R 96.1 /3, Bl. 125129
264 Sta. Hannover Bd. 6, Bl. 119 ff.
265 Arbeitskreis Euthanasie: Die Heil- und Pflegeanstalt Johannistal-Süchteln und die Euthanasie. Vortrag auf der Veranstaltung des Arbeitskreises Euthanasie der Landesklinik Viersen am 10.11.1988, Viersen 1989, S. 9 - 15
266 siehe auch Aly, G.: Die Aktion Brandt, in Aly: Aktion T4, S. 168 ff.
267 Thom: Kriegsopfer, S. 205 - 210
268 Bundesarchiv Koblenz R 96.1 /6, Bl. 126516
269 Bundesarchiv Koblenz R 96.1 /15, keine Blattangabe
270 Bundesarchiv Koblenz R 96.1 /15, keine Blattangabe
271 Bundesarchiv Koblenz R 96.1 /6, Bl.127776 ff.
272 Bundesarchiv Koblenz Bl. 126512 ff.
273 Bundesarchiv Koblenz Bl. 126513
274 siehe auch Kapitel „Transporte nach Neustadt"
274a siehe hierzu Frankiewicz, B. Das Schicksal der Juden in Pommern nach 1933, in: Rektor der E. M. Arndt Universität Greifswald (Hrg.): Der faschisttische Pogrom vom 9./10. November 1938, Greifswald 1989, S 41 ff.; Adler, H. G.: Der verwaltete Mensch. Studien zur Deportation der Juden aus Deutschland. Tübingen, 1974, S. 140-145 und Arndt, I., Boberach, H.: Deutsches Reich, in: Benz, W. (Hrg.): Dimensionen des Völkermords. Die Zahl der jüdischen Opfer des Nationalsozialismus. München 1991, S. 40-41.

zu Kapitel 4 :

275 Der perfektionierte Kindermord, in Schmidt, G.: Selektion in der Heilanstalt 1939-1945, Stuttgart 1965, S. 94 ff.
276 Aussage Mennecke, Prot. S. 1903 ff., in Mitscherlich, A., Mielke, F.: Medizin ohne Menschlichkeit, S. 211-212
277 Roth, K. H., Aly, G.: Das „Gesetz über die Sterbehilfe bei unheilbar Kranken", Protokolle der Diskussion über die Legalisierung der nationalsozialistischen Anstaltsmorde ... , in Roth, K. H.(Hrg.): Erfassung zur Vernichtung, Berlin 1984, S. 104 ff.
278 Nowak, K.: Sterilisation und Krankenmord, in Diakonie im Rheinland, Heft 2, 1990, S. 24
279 "Reichsausschußkinder" – Eine Dokumentation, in Aly, G.(Hrg.): Aktion T4, Berlin 1989, S.121 ff
280 Orth, L.: Die Transportkinder aus Bonn, Pulheim 1989, S. 31 ff.
281 Der perfektionierte Kindermord, in Schmidt, G.: Selektion in der Heilanstalt 1939-1945, Stuttgart 1965, S. 101, 115, 117
282 "Reichsausschußkinder" – Eine Dokumentation, in Aly, G.(Hrg.): Aktion T4, Berlin 1989, S.121 ff
283 Knaape, H.-H.: „Euthanasie"- Der faschistische Massenmord an psychisch Kranken in Brandenburg, Vortrag auf der Gedenkveranstaltung „75 Jahre BNK Brandenburg" am 1.6.1989, unveröffentlichtes Manuskript, S.7 ff.
284 Krüger, M.: Kinderfachabteilung Wiesengrund, Die Tötung behinderter Kinder in Wittenau. in Totgeschwiegen 1933 - 1945, Arbeitsgruppe (Hrg.), Berlin 1989, S. 151 ff.
285 Der perfektionierte Kindermord, in Schmidt, G.: Selektion in der Heilanstalt 1939 - 1945, Stuttgart 1965, S. 111
286 Doc. Nr. 470 Nürnberger Ärzteprozeß, in Mitscherlich, A., Mielke, F.: Medizin ohne Menschlichkeit, Frankfurt 1978, S. 178 ff.
287 Kindermord, getarnt als „Euthanasie", in Mausbach Bromberger, B., Mausbach, H.: Feinde des Lebens, NS – Verbrechen an Kindern, Frankfurt 1979, S. 69 und 81
288 Schmidt, G.: Selektion in der Heilanstalt 1939 – 1945, Stuttgart 1965, S. 73
289 Urteil des Kalmenhofsprozesses, LG Frankfurt 4 Ks 1/48, in Rüter-Ehlermann, A. und Rüter C. F.: Justiz und NS-Verbrechen, Amsterdam 1968, Bd. 1, S. 230
290 Sta. Frankfurt/M., in „Reichsausschußkinder" – Eine Dokumentation, in Aly, G.(Hrg.): Aktion T4. Berlin 1989, S.122
291 Krüger, M.: Kinderfachabteilung Wiesengrund, Die Tötung behinderter Kinder in Wittenau, in Totgeschwiegen 1933 - 1945, Arbeitsgruppe (Hrg.), Berlin 1989, S. 172
292 Heinze, H.: Vorschläge für eine zukünftige Neugestaltung jugendpsychiatrischer Anstalten, 6.2.1942, Bundesarchiv Koblenz R 96.1 /9, Bl. 126595-126600
293 siehe auch Vernichtung, Anstaltswesen und therapeutischer Aktivismus, in Siemen, H.-L.: Menschen blieben auf der Strecke, Gütersloh 1987, S. 167 ff.
294 siehe auch Kapitel „Die Patiententransporte von 1936 nach Ueckermünde"
295 Bericht über die Verwaltung der Angelegenheiten des Provinzialverbandes Pommern 1936, Geheimes Staatsarchiv Berlin, XV HA Nr. 1606, S. 51
296 siehe auch Kapitel „Die Patiententransporte von 1936 nach Ueckermünde"
297 siehe auch Kapitel „Die Ueckermünder Heilanstalt nach Kriegsende"
298 Wilmanns, K.: Entwurf einer für die Reichsstatistik bestimmten Diagnosetabelle der Geisteskrankheiten, (Bericht, erstattet in der Jahresversammlung des Deutschen Vereins für Psychiatrie zu Stuttgart am 25. April 1930), in Allg. Z. Psychiat., 92, 1930, S. 223 - 234
299 Krüger, M.: Kinderfachabteilung Wiesengrund, Die Tötung behinderter Kinder in Wittenau, in Totgeschwiegen, S. 170

300 Auss. Hefelmanns am 15.5.1961 (O T4 Z), in Klee: Euthanasie, S. 302
301 Krankenblattnr. 13639, 13409, 13438, 12194, 12283, 12735, 12825, 12839, 8813, 12726, 12871, 13400, 12701, 13587, 8803, 12255, 12784, 12970, 12327, 13394, 12187, 12947
302 Krüger, M.: Kinderfachabteilung Wiesengrund, Die Tötung behinderter Kinder in Wittenau, in Totgeschwiegen, S. 159
303 Krankenblattnr. 12947
304 Schulte, P. G.: Die Euthanasie in der Provinzial Heil- und Pflegeanstalt Johannistal Abteilung Waldniel, insbesondere der dortigen Kinderfachabteilung, in Orth, L.: Die Transportkinder aus Bonn „Kindereuthanasie", Bonn 1989, S. 100
305 Orth, L.: Die Transportkinder aus Bonn „Kindereuthanasie", Bonn 1989, S. 31 ff.
306 Zöhren, P.: Nebenan-eine andere Welt, Schwalmtal 1988, S. 24
307 Urteil des Kalmenhofsprozesses, LG Frankfurt 4 Ks 1/48, in Rüter-Ehlermann, A. und Rüter C. F.: Justiz und NS-Verbrechen, Amsterdam 1968, Bd. 1, S. 243
308 Masuhr, K. F., Aly, G.: Der diagnostische Blick des Gerhard Kloos, in Beiträge zur National-soialistischen Gesundheits- und Sozialpolitik: 2, Berlin 1985, S. 101
309 Zeitzeugin A, Protokoll vom 22.9.1989
310 Krankenblattnr. 12701
311 Krüger, M.: Kinderfachabteilung Wiesengrund, Die Tötung behinderter Kinder in Wittenau, in Totgeschwiegen, S. 160
312 Masuhr, K. F., Aly, G.: Der diagnostische Blick des Gerhard Kloos, in Beiträge zur Nationalsozialistischen Gesundheits- und Sozialpolitik: 2, Berlin 1985, S. 96
313 Krankenblattnummer 8803
314 Sta. Hannover Bd. 6, Bl. 81
315 Der perfektionierte Kindermord, in Schmidt, G.: Selektion in der Heilanstalt 1939-1945, Stuttgart 1965, S. 112
316 siehe auch Kapitel „Die Landesheilanstalt Ueckermünde als Ausweichanstalt bei der Aktion Brandt"
317 Zeitzeugin B, Protokoll vom 15.9.1989
318 Krankenblattnr. 11045
319 Krankenblattnr. 11596
320 Krankenblattnr. 10592
321 Krankenblattnr. 11172
322 Krankenblattnr. 13728
323 Krankenblattnr. 10855, 10315 und 13666
324 Krankenblattnr. 9955, 10553 und 11590
325 Krankenblattnr. 10044, 11960, 11471, 10023, 11271, 9074, 10434, 11519, 10859, 11601, 13778, 10449. 12206, 8836, 10477, 10360, 10384
326 Urteil des Kalmenhofsprozesses, LG Frankfurt 4 Ks 1/48, in Rüter-Ehlermann, A. und Rüter C. F.: Justiz und NS-Verbrechen, Amsterdam 1968, Bd. 1, S. 225 und S. 236
Schutz, U.: Dichtkunst, Heilkunst, Forschung: Der Kinderarzt Werner Catel, in Beiträge zur Nationalsozialistischen Gesundheits- und Sozialpolitik: 2, Berlin 1985, S. 120
327 Sta. Hannover Aussage Dr. Lauterwald vom 9.4.1963, Bd. 6, Bl. 119 ff.
328 Gerichtsakten und Prozeßunterlagen der Nürnberger Prozesse, Doc. NO 863, in Richarz, B.: Heilen, Pflegen, Töten: zur Alltagsgeschichte einer Heil- und Pflegeanstalt bis zum Ende des Nationalsozialismus, Göttingen 1987, S. 177 ff.
329 Richarz, B.: Heilen, Pflegen, Töten: zur Alltagsgeschichte einer Heil- und Pflegeanstalt bis zum Ende des Nationalsozialismus, Göttingen 1987, S. 177 ff.
330 Masuhr, K. F., Aly, G.: Der diagnostische Blick des Gerhard Kloos, in Beiträge zur Nationalsozialistischen Gesundheits- und Sozialpolitik: 2, Berlin 1985, S. 81 ff.

331 Schultz, U.: Dichtkunst, Heilkunst, Forschung: Der Kinderarzt Werner Catel, in Beiträge zur Nationalsozialistischen Gesundheits- und Sozialpolitik: 2, Berlin 1985, S. 107 ff.
332 Urteil des Kalmenhofsprozesses, LG Frankfurt 4 Ks 1/48, in Rüter-Ehlermann, A. und Rüter C. F.: Justiz und NS-Verbrechen, Amsterdam 1968, Bd. 1, S. 220 ff.
333 Sachsenbergprozeß, LG Köln, 24 Ks 1/51, in Rüter-Ehlermann, A. und Rüter C. F.: Justiz und NS-Verbrechen, Amsterdam 1974, Bd.12, S. 2 ff.
334 Zöhren, P.: Nebenan – eine andere Welt, Schwalmtal 1988, S. 19
335 Knaape, H.-H.: „Euthanasie" – Der faschistische Massenmord an psychisch Kranken in Brandenburg, Vortrag wissenschaftlicher Nachmittag „75 Jahre BNK Brandenburg" am 1.6.1989, unveröffentlichtes Manuskript, S. 7 ff.
336 Krüger, M.: Kinderfachabteilung Wiesengrund, Die Tötung behinderter Kinder in Wittenau, in Totgeschwiegen, S. 159
337 Sueße, T., Meyer, H.: Die „Kinderfachabteilung": Tötung behinderter Kinder zwischen 1941 und 1945, in Praxis der Kinderpsychologie und Kinderpsychiatrie, 42. Jg., 7/93, S. 239
338 Sachsenbergprozeß, LG Köln, 24 Ks 1/51, in Rüter-Ehlermann, A. und Rüter C. F.: Justiz und NS-Verbrechen, Amsterdam 1974, Bd.12, S. 2 und 13
339 Masuhr, K. F., Aly, G.: Der diagnostische Blick des Gerhard Kloos, in Beiträge zur Nationalsozialistischen Gesundheits- und Sozialpolitik: 2, Berlin 1985, S. 100 ff.
340 Festschrift S. 34
341 Haushaltsplan des Provinzialverbandes Pommern 1934, Geheimes Staatsarchiv Berlin, XV HA Rep 60, Nr. 282 S. 10
342 Festschrift S. 19
343 Festschrift S. 23

zu Kapitel 5 :

344 Personalakten, Vorpommersches Landesarchiv Greifswald, Titel 1, Abt. 10, Nr. 240, 270 und andere
345 Vollheim, H.: Die Provinzialheilanstalt, in Badstübner, E.: Kreis Ueckermünde, Das Heimatbuch des Kreises, Magdeburg 1935, S. 53
346 Radzicki, Teil 2, S. 50
347 Aussage der Ehefrau Vollheim von 1960 vor dem Bayrischen LKA in Klee, E.: Was sie taten – Was sie wurden, S. 333
348 Sta. Hannover Bd. 3, Bl.140
349 siehe Kapitel „Die Krankenmordaktion in Pommern und die T4-Aktion"
350 Radzicki, Teil 2, S. 50
351 Festschrift S. 18
352 Sta. Hannover Bd. 8, Bl. 124
353 Sta. Hannover Bd. 3, Bl. 250
354 Lauterwald, H.: Ein Fall von Schistosoma reflexum mit halbseitigem Mangel des kaudalen Teiles der Wirbelsäule, Inaugural-Dissertation, Stettin 1940, S. 30
355 Sta. Hannover Bd. 6, Bl. 119 ff., Bd. 5, Bl. 111 ff., Bd. 7, Bl. 271 ff., Bd. 10, Bl. 120 ff. und Zeitzeuge A, Protokoll vom 22.9.1989
356 Sta. Hannover Bd. 4, Bl. 139 ff.
357 Zeitzeuge A, Protokoll vom 22.9.1989
358 Brief vom 24.7.1944, in Zentrale Stelle der Landesjustizverwaltung in Ludwigsburg, Heidelberger Dokumente, 133, Bl. 127916 ff.

359 Zeitzeuge A, Protokoll vom 22.9.1989
360 Zeitzeuge A, Protokoll vom 22.9.1989, Zeitzeuge E, Protokoll vom 10.9.1990
361 Festschrift S. 18
362 Geheimes Staatsarchiv Berlin, XV HA Rep. 60, Nr. 1607, Bl. 20
363 Zeitzeuge A, Protokoll vom 22.9.1989
364 Krankenblattnr. 11199
365 Zeitzeuge D, Protokoll vom 24.11.1990, Zeitzeuge B, Protokoll vom 15.9.1989

zu Kapitel 6 :

366 Giermann/Stralsund: schriftliche Auskunft vom 23.3.1992
367 Mecklenburger Landeszeitung vom 31.7.1948, Stadtarchiv Greifswald
368 Giordano, R.: Die zweite Schuld oder von der Last ein Deutscher zu sein, Hamburg 1990
369 Lafont, M.: „L Extermination douce", 1987, in Faulstich, H.: Neben dem Morden ein geplantes Hungersterben? unveröffentlichtes Manuskript, S. 7
370 Schorsch: Auswirkung der Mangelernährung an der Anstalt Bethel, unveröffentlichtes Manuskript, 1946, Hauptarchiv der von Bodelschwinghschen Anstalten Bethel, Sign. 2/33 – 461
371 Faulstich, H.: Neben dem Morden ein geplantes Hungersterben? unveröffentlichtes Manuskript
372 siehe auch Köhler, L.: Entwicklungsprobleme im Fachgebiet Neurologie/Psychiatrie im Land Brandenburg in der Zeit vom Mai 1945 bis 1952, Dissertation, Universität Leipzig, 1986, S. 14 ff.
373 Zeitzeuge E, Protokoll vom 4.2.1990
374 Festschrift S. 8
375 Emmerich, N.: Die Wittenauer Heilstätten 1933-1945, in Totgeschwiegen, S. 85
376 Bretschneider, F.: Die Heil- und Pflegeanstalt Buch während der NS-Zeit, Vortrag auf der Tagung des Arbeitskreises zur Aufklärung der Psychiatrieverbrechen in der NS-Zeit, Berlin Buch im Oktober 1991
377 Klee: Euthanasie, S. 83
378a Schmuhl, H.W.: Rassenhygiene, Nationalsozialismus, Euthanasie. Von der Verhütung zur Vernichtung „ lebensunwerten Lebens" 1890 - 1945, Göttingen 1987, S. 215 - 216
378 Hühn, M.: Das Schicksal der jüdischen Patienten im Nationalsozialismus, in Totgeschwiegen, S. 129 und Klee: Euthanasie, S. 259
379 Festschrift S. 19
380 Bender, W.: Wiederaufbauprobleme in den Heil- und Pflegeanstalten, Dtsch. Gesundheitswesen 5, 1950, S. 1365 ff.
381 Siehe auch Dörner, K.: Tödliches Mitleid, Gütersloh 1989, S. 7 ff.
382 Festschrift S. 19
383 siehe auch Köhler, L.: Entwicklungsprobleme im Fachgebiet Neurologie/Psychiatrie im Land Brandenburg in der Zeit vom Mai 1945 bis 1952, Dissertation, Universität Leipzig, 1986, S. 38
384 Festschrift S. 20
385 Kliewe, W.: mündliche Auskunft

Personenregister

Banse, Johannes:	Arzt, Direktor in Ueckermünde vom 21. 3.1938 – 24. 4.1940, außerdem in Lauenburg und Meseritz-Obrawalde tätig
Becker, Herbert:	Gutachterarzt der T4 – Zentrale, Leiter einer T4 – Kommission, die Pommern bereiste
Bender, Wilhelm:	Arzt, Direktor in Berlin Buch 1934-1940, vom 15. 5.1946 – 1.9.1950 Direktor in Ueckermünde
Blankenburg, Werner:	Leiter des Amtes 2a der Kanzlei des Führers, Vertreter Bracks
Bohne, Gerhardt:	Leiter der Reichsarbeitsgemeinschaft „Heil- und Pflegeanstalten"
Bouhler, Philipp:	Reichsleiter, Chef der Kanzlei des Führers, einer der beiden Euthanasiebeauftragten
Brack, Victor:	Hauptamtsleiter in der Kanzlei des Führers
Brandt, Karl:	Begleitarzt Hitlers, einer der beiden „Euthanasiebeauftragten"
von Braunmühl, Anton:	Arzt, Direktor der Anstalt Kaufbeuren und der Anstalt Eglfing – Haar
Catel, Werner:	Arzt, Gutachter in der „Kindereuthanasie", Leiter einer „Kinderfachabteilung", Ordinarius an der Universität Leipzig
Creutz, Walter:	Landesrat in der Provinzialverwaltung des Rheinlands, Psychiatriedezernent
Drews, Kurt:	Leiter der Abteilung Verwaltung der Heil- und Pflegeanstalten beim Oberpräsidenten Pommerns im Herbst 1939 in Nachfolge Prömmels
Eberl, Irmfried:	Tötungsarzt bei der „Aktion T4", Leiter von Brandenburg und Bernburg, danach Treblinka
Eimann, Kurt:	SS – Sturmbannführer und Führer eines Erschießungskommandos der SS, unter seinem Befehl wurden etwa 1300 Kranke aus Pommern 1939 erschossen
Encke, Franz:	Arzt, Direktor in Ueckermünde vom 1.11.1910 – 1.4.1916
Falthauser, Valentin:	Arzt, Leiter der Anstalt Kaufbeuren, vertrat in den zwanziger Jahren das Konzept der offenen Fürsorge, Gutachter bei der „Aktion T4", „Erfinder" der Hungerkost
Forster, Albert:	Gauleiter in Danzig
Frick, Wilhelm:	Reichsinnenminister
Grabowski, Walter Ferdinand:	Herbst 1939 Leiter der Zentralstelle für Krankenverlegungen in Schneidemühl, 1938 und 1939 Kreisleiter der NSDAP in Greifenhagen und Schlawe, 1940/1941 Bürgermeister in Kalisch, Leiter der Zentralstelle für Krankenverlegungen in Kosten, ab 23.11.1941 Direktor der Tötungsanstalt Meseritz-Obrawalde
Graunke, Ulrich:	Arzt, Lauenburg
Hebold, Otto:	Arzt, Eberswalde, T4 – Gutachter, erbat von Nitsche Einweisungsmöglichkeiten von Patienten in ein KZ
Hefelmann, Hans:	Diplomlandwirt, Leiter des „Reichsausschusses zur wissenschaftlichen Erfassung erb- und anlagebedingter schwerer Leiden" und damit der „Kindereuthanasie" in der Kanzlei des Führers

von Hegener, Richard:	Hauptstellenleiter in der Kanzlei des Führers, verantwortlich für die Organisation der „Kindereuthanasie“
Heinze, Hans:	Arzt, Leiter Brandenburg-Görden, Obergutachter bei der „Kindereuthanasie“
Heyde, Werner:	Arzt, bis Ende 1941 Leiter der medizinischen Abt. der Zentraldienststelle T4
Hildebrandt, Walter:	Höherer SS- und Polizeiführer Danzig und Westpreußen, ab 10/1939 Führer des SS-Oberabschnitts Weichsel
Hilweg, Hans-Dietrich:	Arzt, Lauenburg, Meseritz-Obrawalde, danach vom 27.4.1940 - April 1945 Direktor in Ueckermünde
Himmler, Heinrich:	Reichsführer SS, Chef der Polizei
Hoppe, Gerhard:	Arzt, Reservelazarett Ueckermünde
Hube, Fritz:	Beauftragter des Gauleiters von Pommern für Grenzlandfragen, anfänglich Leiter der Zentralstelle für Krankenverlegungen in Schneidemühl, organisierte die ersten Patiententransporte in Pommern, nach Drews Leiter der Abteilung Verwaltung der Heil- und Pflegeanstalten beim Oberpräsidenten Pommerns
Karpenstein:	Gauleiter in Pommern bis 1934, anläßlich des Röhmputsches von der Gestapo verhaftet
Kitz, Wilhelm:	Provinziallandesrat Rheinland
Knüppel:	Beamter der Provinzialverwaltung Stettin, Referat für Krankenanstalten, einschließlich Irrenanstalten, Nachfolger von Prömmel, organisierte die ersten Patientendeportationen in Pommern
Lange, Herbert:	SS-Hauptsturmführer, Kriminalkommissar, leitete den Gaswageneinsatz zur Tötung psychisch Kranker
Lauterwald, Helmut:	Arzt in Lauenburg, Treptow/Rega, Meseritz-Obrawalde und Ueckermünde, leitete die ersten Patiententransporte der frühen Krankenmordaktion in Pommern, NSDAP und SS
Lefke, Richard:	Arzt, Treptow an der Rega, später Ueckermünde, Direktor in Ueckermünde vom 1.9.1950 - 5.9.1954
Lemke	Arzt, Tuberkuloseverantwortlicher für Pommern
Linden, Herbert:	Ministerialrat in der Abt. Gesundheitswesen des Innenministeriums
Lüddecke, F.:	Arzt, Direktor der Anstalt Treptow an der Rega
Mazuw, Emil:	Leiter des SS-Oberabschnitts Ostsee, Landeshauptmann und Stellvertreter des Oberpräsidenten Pommerns ab 1940 in Nachfolge von Robert Schulz, organisierte die frühen Krankenmorde in Pommern durch die SS, ab 1944 General der Waffen-SS und der Polizei
Nitsche, Hermann Paul:	Arzt, Obergutachter bei T4, ab 1941 Leiter der medizinischen Abt. der Zentraldienststelle T4
Ostmann, Friedrich:	Arzt, Direktor in Ueckermünde vom 1.3.1934 – 21.3.1938
Pfannmüller, Hermann:	Arzt, T4-Gutachter, Direktor in Eglfing – Haar
Plaue, Hermann:	Arzt, Stralsund, danach Ueckermünde
Prömmel:	Provinzialverwaltung Stettin, Referat für Anstaltswesen bis 9/1939
Renfranz, Hans:	Arzt, Lauenburg, danach Direktor der Anstalt Wartha

Runckel, Curd:	Arzt, T4- Gutachter
Schultze-Plotzius, Manfred:	Erster Landesrat und ständiger Vertreter des Landeshauptmanns der Provinzialverwaltung Pommerns
Schulz, Robert:	Landeshauptmann und Stellvertreter des Oberpräsidenten Pommerns von 1936 bis Ende 1939, danach Landeshauptmann bei der Gauselbstverwaltung in Posen
Schwede-Coburg, Franz:	Gauleiter der NSDAP, Oberpräsident und Reichsverteidigungskommissar der preußischen Provinz Pommern 1934-1945, hauptverantwortlich für die frühen Krankenmorde in Pommern
Simon, Hermann:	Arzt, Direktor in Gütersloh vor 1933, führte die Arbeitstherapie in die Behandlung psychisch Kranker ein
Skronn, Herbert:	Oberpfleger in der Heilanstalt Ueckermünde, SS-Mitglied seit 1929, seit 1941 Hauptsturmführer der SS
Tomaschny, Victor:	Arzt, Direktor in Ueckermünde vom 1.4.1927 - 1.2.1934
Trieb, Ludwig:	Wirtschaftsfachmann bei der T4-Zentrale
Vollheim, Hermann:	Arzt, Ueckermünde, danach Meseritz-Obrawalde
Vorberg, Reinhold:	Leiter des Amtes 2c in der Kanzlei des Führers, Leiter der Gekrat
Wagner:	Fotograf bei der T4-Zentrale
Wentzler, Ernst:	Arzt, Gutachter in der „Kindereuthanasie“
Wernicke, Hilde:	Ärztin, Meseritz-Obrawalde, wegen Krankenmord 1946 zum Tode verurteilt
Wesse, Hermann:	Arzt, Leiter der „Kinderfachabteilungen“ in Waldniel, Uchtspringe und Kalmenhof
Ziehm, Albert:	Arzt, Stralsund und Ueckermünde

Übersicht über die Deportationen Ueckermünder Patienten 1939 bis 1944

Datum	Zahl d. Patienten	Frauen	Männer	Originaler Wortlaut der Austragung
23.11.39	93	44	49	ungeheilt in eine westpreußische Anstalt ungeheilt in den Warthegau Neustadt
30.11.39	46	21	25	ungeheilt in eine westpreußische Anstalt ungeheilt in den Warthegau Neustadt
5.2.40	151	100	51	ungeheilt nach Kosten verlegt ungeheilt in den Warthegau verlegt
9.2.40	116	33	83	ungeheilt nach Kosten verlegt ungeheilt in den Warthegau verlegt
27.2.40	96	45	51	ungeheilt nach Kosten verlegt ungeheilt in den Warthegau verlegt
25.4.40	38	38	0	ungeheilt in die Landesheilanstalt Obrawalde verlegt, Akte und Krankenblatt zur Weiterführung mitgegeben
22.10.40	90	45	45	ungeheilt in die Kückenmühler Anstalten – Abteilung Warsow – verlegt
13.11.40	77	34	43	ungeheilt in den Warthegau verlegt
17.4.41	61	25	36	verlegt in die Landesheilanstalt Görden zur Weiterverlegung
20.8.42	80	80	0	nach Meseritz-Obrawalde verlegt
5.4.44	9	0	9	gebessert ins Konzentrationslager Sachsenhausen
7.11 44	13	0	13	nach Landsberg/Warthe verlegt
8.11.44	10	10	0	nach Landsberg/Warthe verlegt
14.11.44	9	9	0	nach Landsberg/Warthe verlegt

Größere Patientenverlegungen und Transporte in die Heilanstalt Ueckermünde 1933 bis 1945

Datum	Zahl d. Patienten	Frauen	Männer	Originale Eintragung
16.10.35	12	7	5	Landesheilanstalt Stralsund
24.3.36	14	0	14	Kückenmühle
2.11.36	27	27	0	Kückenmühle
4.11.36	31	3	28	nur einige Patienten sind mit Kückenmühle eingetragen
6.11.36	22	0	22	Kückenmühle
9.12.38	52	26	26	Landsberg/Warthe
9.12.39	127	65	62	Landesheilanstalt Stralsund
10.12.39	104	50	54	Landesheilanstalt Stralsund
7.2.40	147	79	68	Landesheilanstalt Lauenburg
9.8.40	9	0	9	Landesheilanstalt Treptow/Rega
1.10.40	10	10	0	Landesheilanstalt Treptow/Rega
1.11 40	13	13	0	Landesheilanstalt Treptow/Rega
22.2.41	30	0	30	aus Kriegslazarett
18.3.41	8	4	4	Meseritz-Obrawalde
10.4.41	21	7	14	Kückenmühle
1.8.41	47	25	22	Treptow/Rega
8.7.43	159	78	81	Johannistal-Süchteln
1.9.43	17	0	17	Franz-Sales-Haus Essen
12.10.43	9	9	0	Meseritz-Obrawalde
12.1.44	6	6	0	Stettin, umquartiert nach Heringsdorf
28.1.44	7	7	0	Rheinland, umquartiert nach Heringsdorf

Archivalien

Bundesarchiv Koblenz
R 96.1 /1, 2, 3, 6, 9, 15, 16
NS 6 /335
R 18 /3707, 3768, 3809
R 96.2 /52

Geheimes Staatsarchiv Berlin
Haushaltspläne des Provinzialverbandes Pommern, Berichte zu den Haushaltsplänen. Einzelpläne, (unvollständig von 1928-1942), XV HA Rep 60, Nr. 273, 274, 282, 283, 278, 280, 279, 1607, 1606

Archiv der Nationalen Mahn- und Gedenkstätte Sachsenhausen
R 206 M 21, S. 109

Zentrale Stelle der Landesjustizverwaltungen in Ludwigsburg,
Brief vom 24.7.1944, Heidelberger Dokumente, 133, Bl. 127916 ff.

Hauptarchiv der von Bodelschwinghschen Anstalten Bethel
Schorsch: Auswirkung der Mangelernährung an der Anstalt Bethel, unveröffentlichtes Manuskript, 1946, Sign. 2/33 – 461, 2/33-461, 38 AB 01

Archiv des Landeskrankenhauses Ueckermünde
Totenbüchern
Aufnahmebücher
Krankenblätter
Verlegungsliste von Patienten

Archiv Karl Bonhoeffer Nervenklinik Berlin
Ablichtungen aus dem Archiv Meseritz-Obrawalde
Kopien der Sterbebücher von Meseritz-Obrawalde 1942-1945 (unvollständig)

Landgericht Hannover
Sta. Hannover 2 Js 614/62, Verfahren gegen Eimann und Ebrecht, Bd. 2, 3, 4, 5, 6, 7, 8, 10, Anklageschrift, Urteil

Vorpommersches Landesarchiv Greifswald
Titel 1, Abt. 10, Personalakten von Pflegepersonal der Pommerschen Heilanstalten
Kontrollbesuche des Provinzialverbandes in der Provinzialheilanstalt Ueckermünde 1925-1933, Akten des Oberpräsidiums von Pommern, Rep. 60, Nr. 2287

Staatsanwaltschaft Düsseldorf
Sta. Düsseldorf, 8 Ks 8/48, Bd. 14.

Literaturverzeichnis

Adler, H.G.: Der verwaltete Mensch. Studien zur Deportation der Juden aus Deutschland. Tübingen 1974.

Albrecht, P.: Provinzialheilanstalt Ueckermünde, in Psychiatrisch-neurologische Wochenschrift, 23, 1921, 1922, S. 35

Aly, G. (Hrg.): Aktion T4 1939 – 1945, Berlin 1989

Arbeitsgruppe zur Erforschung der Geschichte der Karl-Bonhoeffer-Nervenklinik (Hrg.): Totgeschwiegen 1933 – 1945, Berlin 1989

Arbeitskreis Euthanasie: Die Heil- und Pflegeanstalt Johannistal-Süchteln und die Euthanasie, Vortrag auf der Veranstaltung des Arbeitskreises Euthanasie der Landesklinik Viersen am 10.11.1988, Viersen 1989

Aus der Arbeit in Pommern, Offene Fürsorge für Geisteskranke in der Provinz Pommern, in Pommersche Wohlfahrtsblätter, Nr. 5, 1928, S. 200

Baader, G.: Die „Euthanasie" im Dritten Reich, in Baader, G., Schultz, U. (Hrg.): Medizin und Nationalsozialismus, Dokumentation des Gesundheitstages Berlin 1980, 4. Auflage Frankfurt/Main 1989

Bartels, F.: Vortrag über Kückenmühle 1933 – 1940, Fachtagung des Diakonischen Werkes zu Fragen der Euthanasieforschung, Lobetal, 28.10. – 1.11.1989

Bartels, M.: Die Stellung der evangelischen Diakonie zu Sterilisierung und „Euthanasie" im „Dritten Reich" am Beispiel der Kückenmühler Anstalten (Stettin). Diplomarbeit an der theologischen Fakultät der F.-Schiller-Universität Jena, 1990

Becker, C.: Die Durchführung der Euthanasie in den katholischen caritativen Heimen für geistig Behinderte, in Borgmann, K. (Hrg.): Jahrbuch der Caritaswissenschaft 1968, Freiburg 1968

Beer, M.: Die Entwicklung der Gaswagen beim Mord an den Juden, Vierteljahreszeitschrift für Zeitgeschichte, 35. Jahrgang, 1987

Bender, W.: Wiederaufbauprobleme in den Heil- und Pflegeanstalten, Dtsch. Gesundheitswesen 5, 1950

Benz, W. (Hrg.): Dimension des Völkermords. Die Zahl der jüdischen Opfer des Nationalsozialismus, München 1991.

Bericht über das 50jährige Bestehen der Provinzialheilanstalt Ueckermünde am 1.10.1925, in Psychiatr. neurol. Wschr. 27, 1925, S. 414

Braune, P. G.: Der Kampf der Inneren Mission gegen die Euthanasie, in Innere Mission 37, 1947

Bretschneider, F.: Die Heil- und Pflegeanstalt Buch während der NS-Zeit, Vortrag auf der Tagung des Arbeitskreises zur Aufklärung der Psychiatrieverbrechen in der NS-Zeit, Berlin Buch im Oktober 1991

Bundt, D.: Kranken-Heil-und Pflegeanstalten der Provinz Pommern, Düsseldorf 1929.

Dörner, K.: Tödliches Mitleid, Gütersloh 1989

Emmerich, N.: Die forensische Psychiatrie 1933 bis 1945, in Arbeitsgruppe zur Erforschung der Geschichte der Karl-Bonhoeffer-Nervenklinik (Hrg.): Totgeschwiegen 1933 – 1945, Berlin 1989

Enke, F.: 6. Bericht der Pommerschen Provinzialheilanstalt Ueckermünde 1905 – 1911, in Allgemeine Zeitschrift Psychiatrie 70, 1913, S. 352

Faber, W.: Coburg unterm Hakenkreuz, München 1932

Faulstich, H.: Neben dem Morden ein geplantes Hungersterben? unveröffentlichtes Manuskript

Faulstich, H.: Von der Irrenfürsorge zur „Euthanasie", Freiburg 1993

Frankiewicz, B.: Das Schicksal der Juden in Pommern nach 1933, in Rektor der E. M. Arndt Universität Greifswald (Hrg.): Der faschistische Pogrom vom 9./10. November 1938, Greifswald 1989

Friedlander, H.: Jüdische Anstaltspatienten im NS-Deutschland, in Aly, G. (Hrg.): Aktion T4 1939-1945, Berlin 1989

Gaede, H.: Pommern seit der Machtergreifung, Berlin 1940

Gaede, H.: Schwede-Coburg, Berlin 1939

Genz, P.: Studie zur Auswertung von 660 Krankenblättern des ehemaligen Städtischen Krankenhauses Stralsund zur Unfruchtbarmachung im Rahmen des „Gesetzes zur Verhütung erbkranken Nachwuchses" vom 14.7.1933, Februar 1990, unveröffentlichtes Manuskript

Genz, P.: Studie zur Darstellung des Geschehens um die Patienten der Landesheilanstalt Stralsund in Verbindung mit der Durchführung des nazistischen Euthanasie-Programms, September 1991, unveröffentlichtes Manuskript

Genz, P.: Auswertung der Aufnahmebücher der Anstalten Stralsund, Lauenburg und Treptow/Rega. unveröffentlichtes Manuskript, September 1991

Gerhardt, P.: Selektion in der Heilanstalt, Stuttgart 1965

Giordano, R.: Die zweite Schuld oder von der Last ein Deutscher zu sein, Hamburg 1990

Hamann, M.: Die Ermordung psychisch kranker polnischer und sowjetischer Zwangsarbeiter, in Aly, G. (Hrg.): Aktion T4 1939 – 1945, Berlin 1989

Hansen, E.: Wohlfahrtspolitik im NS-Staat, Augsburg 1991

Härtel, C.: Transporte in den Tod, in Arbeitsgruppe zur Erforschung der Geschichte der Karl-Bonhoeffer-Nervenklinik (Hrg.): Totgeschwiegen 1933 – 1945, Berlin 1989

Heilen und Vernichten im Nationalsozialismus (Ausstellungskatalog), Frankfurt/Main 1988

Jaroszewski, Z.: Die Vernichtung psychisch Kranker in Polen 1939-1945, in Rapoport, S. M., Thom, A. (Hrg.): Das Schicksal der Medizin im Faschismus, Berlin 1989

Kaminsky, U.: Die Innere Mission im Rheinland und die Krankenmorde in der NS-Zeit, in: Diakonie im Rheinland, Jg. 29, 1992, Heft 3, S. 37-48

Kaminsky, U.: Zwangsterilisation und „Euthanasie" am Beispiel rheinischer Erziehungsanstalten sowie Heil- und Pflegeanstalten der Inneren Mission (1933 bis 1945), Essen 1993 (Diss. phil.)

Kaul, F. K.: Die Psychiatie im Strudel der „Euthanasie", Frankfurt/Main 1979

Kaul, F. K.: Nazimordaktion T4, Berlin 1973

Klee, E.: „Euthanasie" im NS-Staat, Frankfurt 1985

Klee, E. (Hrg.): Dokumente zur „Euthanasie", Frankfurt 1985

Knaape, H.-H.: „Euthanasie" – Der faschistische Massenmord an psychisch Kranken in Brandenburg, Vortrag wissenschaftlicher Nachmittag „75 Jahre BNK Brandenburg" am 1.6.1989, unveröffentlichtes Manuskript

Knecht, A.: Bericht über die Provinzialirrenanstalt Ueckermünde pro 1890 – 1895, in Irrenfreund 38, 1896

Knecht, A.: Die Familiäre Irrenpflege in Ueckermünde, in Irrenpflege 5, 1902

Knecht, A.: Die Heil- und Pflegeanstalt Ueckermünde, in Bresler, J.: Deutsche Heil- und Pflegeanstalten für Psychischkranke in Wort und Bild, 1. Band, Halle 1910

Köhler, L.: Entwicklungsprobleme im Fachgebiet Neurologie/Psychiatrie im Land Brandenburg in der Zeit vom Mai 1945 bis 1952, Dissertation Universität Leipzig, 1986

Krüger, M.: Kinderfachabteilung Wiesengrund, Die Tötung behinderter Kinder in Wittenau, in Arbeitsgruppe zur Erforschung der Geschichte der Karl-Bonhoeffer-Nervenklinik (Hrg.): Totgeschwiegen 1933 – 1945, Berlin 1989

Lauterwald, H.: Ein Fall von Schistosoma reflexum mit halbseitigem Mangel des kaudalen Teiles der Wirbelsäule, Inaugural-Dissertation, Stettin 1940

Masuhr, K. F., Aly, G.: Der diagnostische Blick des Gerhard Kloos, in Beiträge zur Nationalsozialistischen Gesundheits- und Sozialpolitik Nr. 2, Berlin 1985

Mausbach Bromberger, B., Mausbach, H.: Feinde des Lebens, NS-Verbrechen an Kindern, Frankfurt 1979

Mercklin, A.: Neue Aufgaben und Ziele der praktischen Psychiatrie, in Pommersche Wohlfahrtsblätter, Nr. 4, 1928

Meyer, Joachim-Ernst/Ralf Seidel: Die psychiatrischen Patienten im Nationalsozialismus, in: Karl Peter Kisker (Hrg.), Psychiatrie der Gegenwart, Bd. 9, Berlin 1989, S. 369-396

Mitscherlich, A., Mielke, F.: Medizin ohne Menschlichkeit, Frankfurt 1978

Nowak, K.: Sterilisation und Krankenmord 1934 – 1945, in Diakonie im Rheinland, 1990, Heft 2

Orth, L.: Die Transportkinder aus Bonn „Kindereuthanasie", Bonn 1989

Radzicki, J. und J.: Verbrechen des nationalsozialistischen Sanitätsdienstes in der Irrenanstalt Obrawalde bei Meseritz, Rohübersetzung, Ärztebibliothek der Karl Bonhoeffer Nervenklinik Berlin, Teil 1 und Teil 2

Richarz, B.: Heilen, Pflegen, Töten: Zur Alltagsgeschichte einer Heil- und Pflegeanstalt bis zum Ende des Nationalsozialismus, Göttingen 1987

Roth, K. H., Aly, G.: Das „Gesetz über die Sterbehilfe bei unheilbar Kranken“, Protokolle der Diskussion über die Legalisierung der nationalsozialistischen Anstaltsmorde in Roth, K. H.(Hrg.): Erfassung zur Vernichtung, Berlin 1984

Rüter-Ehlermann, A: Justiz und NS-Verbrechen, Bd. 1, Amsterdam 1968

Rüter-Ehlermann, A.: Justiz und NS-Verbrechen, Bd. 12, Amsterdam 1974

Schmidt, G.: Selektion in der Heilanstalt 1939 – 1945, Stuttgart 1965

Schmitz, W., Joschko, H. (Hrg.): Provinzial- Heil- und Pflegeanstalt Ueckermünde – Neuropsychiatrisches Bezirkskrankenhaus Ueckermünde 1875 – 1975, Neubrandenburg 1975 (im Text: Festschrift)

Schmuhl, H.-W.: Rassenhygiene, Nationalsozialismus, Euthanasie. Von der Verhütung zur Vernichtung „lebensunwerten Lebens“ 1890 – 1945, Göttingen 1987

Schröder, F.: Erweiterter Vortrag zur IPPNW-Veranstaltung in Brandenburg vom 1.6.1989, unveröffentlichtes Manuskript

Schröter, S.: Psychiatrie in Waldheim/Sachsen von ihren Anfängen bis zum Ende des zweiten Weltkrieges (1716 – 1946), Dissertation Universität Leipzig, 1993

Schröter, S.: Psychiatrie in Waldheim/Sachsen (1716 – 1946), Frankfurt/Main 1994

Schulte, P. G.: Die Euthanasie in der Provinzial Heil- und Pflegeanstalt Johannistal Abteilung Waldniel, insbesondere der dortigen Kinderfachabteilung, in Orth, L.: Die Transportkinder aus Bonn „Kindereuthanasie“, Bonn 1989

Schultz, U.: Dichtkunst, Heilkunst, Forschung: Der Kinderarzt Werner Catel, in Beiträge zur Nationalsozialistischen Gesundheits- und Sozialpolitik Nr. 2, Berlin 1985

Schwede-Coburg, F.: Kampf um Coburg, München 1939

Siemen, H.L.: Menschen blieben auf der Strecke, Gütersloh 1987

Sueße, T., Meyer, H.: Die „Kinderfachabteilung“: Tötung behinderter Kinder zwischen 1941 und 1945, in Praxis der Kinderpsychologie und Kinderpsychiatrie, 42. Jg., 7/93

Szarejko, P., Wasilewski, Glinski, J.: Die Methoden der Tötung psychisch Kranker in Polen während des Okkupationsregimes, in Rapoport, S. M., Thom, A. (Hrg.): Das Schicksal der Medizin im Faschismus, Berlin 1989

Teppe, K.: Die preußischen Oberpräsidenten 1933 – 1945, in Schwabe, K.: Die preußischen Oberpräsidenten 1815 – 1945, Büdinger Forschungen zur Sozialgeschichte 1981, Boppard 1985

Thevoz, R., Branig, H., Löwenthal-Hensel, C.: Pommern im Spiegel von Gestapo-Lageberichten und Sachdaten, Köln und Berlin 1974

Thom, A.: Das Schicksal der Psychiatrie in der Zeit der faschistischen Diktatur, in Psychiatrie, Neurologie und medizinische Psychologie 5, 1985

Thom, A.: Kriegsopfer der Psychiatrie, Das Beispiel der Heil- und Pflegeanstalten Sachsens in Frei, N. (Hrg.): Medizin und Gesundheitspolitik in der NS-Zeit, Schriftenreihe der Viertelsjahreshefte für Zeitgeschichte, Sondernummer, München 1991

Tomaschny, V.: Die Familienpflege der Provinzialheilanstalt Ueckermünde, in Allg. Z. Psychiat. 88, 1928

Tomaschny, V.: Die ersten Anfänge einer offenen Fürsorge bei der Provinzialheilanstalt Ueckermünde, in Psychiat. neurol. Wschr. 33, 1931

Vollack, M.: Der Kreis Ueckermünde bis 1945, Ein pommersches Heimatbuch, Hamburg 1981

Vollheim, H.: Die Provinzialheilanstalt, in Badstübner, E.: Kreis Ueckermünde, Das Heimatbuch des Kreises, Magdeburg 1935

Walraph, E., Tretzel, H.: Medizin in der Zeit des Faschismus, Erlebt, verdrängt – jetzt erinnert, Beitragsfolge im Nordkurier, 1. Beitrag 28.7.1990, wöchentliche Fortsetzung

Walter, B.: Anstaltsleben als Schicksal. Die nationalsozialistische Erb- und Rassenpflege an Psychiatriepatienten, in Frei, N. (Hrg.): Medizin und Gesundheitspolitik in der NS-Zeit, Schriftenreihe der Viertelsjahreshefte für Zeitgeschichte, Sondernummer, München 1991

Wiesner, E.: Man nannte mich Ernst, Berlin 1958

Zöhren, P.: Nebenan-eine andere Wel,. Schwalmtal 1988

Übersichtskarte von in der Arbeit erwähnten psychiatrischen Anstalten und Orten

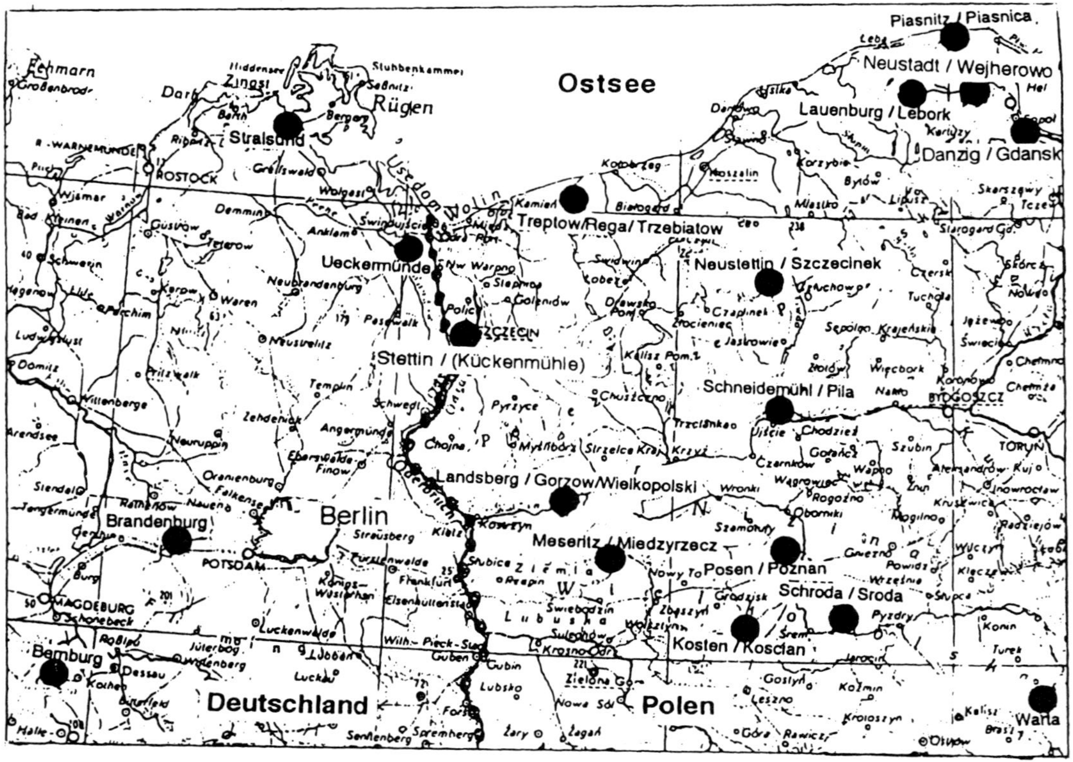